D-11

Pflege Management kompakt

**Der Herausgeber**

Christian Loffing, Dipl. Psychologe, Dipl. Betriebsökonom, zertifizierter Coach, Trainer und Berater, Fachbuchautor, Lehrbeauftragter der Steinbeis-Universität Berlin, Vorstandsmitglied der Georg-Gottlob-Stiftung in Essen und Leiter des bundesweiten Berater-Netzwerks karrierepflege.de.

**Die Autorin**

Sabine Engelhardt, geb. in Northeim, exam. Krankenschwester, Lehrerin für Pflegeberufe und Bachelor of Business Administration. Nach zehnjähriger Pflegepraxis in gynäkologischen und neurochirurgischen Abteilungen Weiterbildung zur Lehrerin für Pflegeberufe und Tätigkeit an einer Krankenpflegeschule in Göttingen. Studium zum Bachelor of Business Administration an der Steinbeis Hochschule Berlin. Seit Beginn des berufbegleitenden Studiums tätig als Qualitätsbeauftragte (Stabsstelle) in einem Krankenhaus, vorwiegend im Prozess- und Projektmanagement. Thema ihrer erfolgreichen Bachelor Thesis war »Die Implementierung der Personalentwicklung in das QM nach KTQ«.

Sabine Engelhardt

# Neue Mitarbeiter erfolgreich einarbeiten

## Erfolgreiche Unternehmen investieren in ihr Humankapital

Verlag W. Kohlhammer

1. Auflage 2006


Umschlag: Gestaltungskonzept Peter Horlacher
Illustration: Marcus Splietker
Bearbeitung: Cindy Hofmann
Satz: TypoDesign, Kist bei Würzburg
Druck und Bindung:
W. Kohlhammer Druckerei GmbH + Co. KG, Stuttgart
Printed in Germany

ISBN-10: 3-17-019300-7
ISBN-13: 978-3-17-019300-0

# Geleitwort von Prof. Dr. Dohm

Fast jeder von uns hat es bereits erlebt: Als »Neue oder Neuer« im Unternehmen sieht man sich anfangs mit einer fremden und neuartigen Arbeitsumgebung konfrontiert. Ein zweiseitiger Anpassungs- und Lernprozesses beginnt: Auf der einen Seite sollen neue Mitarbeiter die bestehenden Werte, Normen und Besonderheiten des Unternehmens annehmen, auf der anderen Seite wird erwartet, dass sie selbst eigene Ideen, Vorstellungen und Wertorientierungen mit in das Unternehmen einbringen.

Eine erfolgreiche Einführung ist vollzogen, wenn der neue Mitarbeiter eine hohe Bindung an das Unternehmen entwickel hat und sich motiviert und aktiv einbringt. Dies führt zu Arbeitszufriedenheit und Arbeitsproduktivität.

Bestenfalls erfahren die Neulinge bereits ab Vertragschluss eine gute Betreuung. Bereits vor der eigentlichen Arbeitsaufnahme sollten neuen Mitarbeitern alle notwendigen Informationen aufgrund von Einführungsschriften, Informationsbroschüren und Besichtigungen zur Verfügung stehen. Die fachliche Einarbeitung läuft dann im Idealfall geordnet und strukturiert ab. Hierbei bietet sich ein Einarbeitungsplan an. Ferner vermeiden Checklisten, dass während der stressreichen Einarbeitungsphase Informationen verloren gehen.

Zur Erleichterung der fachlichen und sozialen Integration der neuen Mitarbeiter helfen Paten oder Mentoren. Diese informieren über die geschriebenen und ungeschriebenen Gesetze der Unternehmung, sie unterstützen die Integration in die Arbeitsgruppe und helfen bei der Einarbeitung.

Kontrolle spielt eine nicht zu vernachlässigende Rolle gerade bei neuen Mitarbeitern. Wenn der Chef nicht konstant kontrolliert und nur sagt: »Du machst das schon«, wird die Einarbeitung für alle Seiten unbefriedigend verlaufen. Doch harte Kontrolle ist »out«. Wer heute kontrolliert, der führt Feed-back-Gespräche. Im Gespräch wird das bestehende Aufgabenpaket gemeinsam durchgearbeitet. Gibt es Unregelmäßigkeiten, sollte der Chef dem unbedingt nachgehen, aber auf menschliche Art und Weise.

IMaGS
http:\\www.imags.de

*Prof. Dr. Peter Dohm*
Direktor des IMaGS

## Vorwort des Herausgebers

Lieber Leser,
mit der Reihe Management kompakt haben wir ein Medium geschaffen, das Studenten, Weiterbildungsteilnehmern, Beratern und erfahrenen Praktikern gleichermaßen kurze und prägnante sowie wissenschaftlich fundierte und praxisnahe Informationen rund um die Themen Organisation und Unternehmensführung, Personal, Marketing und Strategie, Qualitätsmanagement sowie Finanzen liefert.

Die Zeiten, in denen eine hire-and-fire-Strategie im Personalmanagement verfolgt werden konnte, sind unlängst vorbei. Heute geht es darum, Mitarbeiter möglichst effizient einzuarbeiten und langfristig zu binden. Gerade den ersten Tagen in einem für den Mitarbeiter neuen Unternehmen und in einem neuen Kollegenkreis kommt dabei eine hohe Bedeutung zu, wenn man einen Mitarbeiter nicht sofort wieder verlieren will. Eine professionelle Form der Einarbeitung setzt sich aus einem Mentorensystem, einem klaren Einarbeitungsplan und regelmäßigen Feed-backgesprächen zusammen. Betrachtet werden muss die Einarbeitung als eine erste entscheidende Investition in die Motivation und Leistungsfähigkeit eines neuen Mitarbeiters. Wer hier Abstriche macht, der wird langfristig mit Demotivation, Unzufriedenheit und Fluktuation bestraft.

Dieses Buch wird Ihnen nicht nur wesentliche Grundkenntnisse zum Thema Einarbeitung neuer Mitarbeiter vermitteln, sondern in Form von Checklisten und Beispielen auch konkrete Hilfestellungen im Rahmen der Einarbeitung an die Hand geben. Beim Lesen des Buchs wünsche ich Ihnen viel Spaß und hoffe, dass Sie einige Impulse in Sachen Mitarbeitereinarbeitung gewinnen können.

*Christian Loffing*

## Charaktere und Unternehmen in diesem Buch

In diesem Buch werden Sie mit fiktiven Personen und Unternehmen konfrontiert, die einen Transfer in die Praxis erleichtern sollen. Verbindungen zu realen Personen und Unternehmen sind nicht gewollt, sondern rein zufällig.

**Manfred Gaworski**

*Geschäftsführer in der St. Johannes Krankenhaus GmbH und Mentor von Herrn Blankmann*

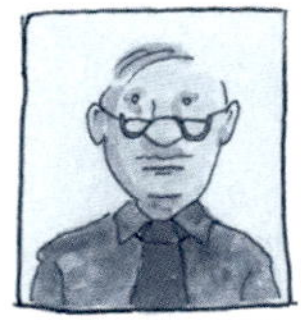

**Peter Blankmann**

*Nachwuchsführungskraft in der St. Johannes Krankenhaus GmbH*

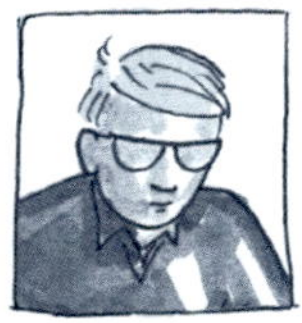

**Elisabeth Reichelt**

*Pflegedienstleitung in der St. Johannes Krankenhaus GmbH*

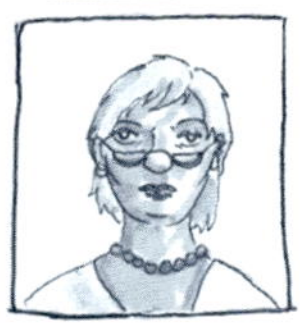

**Andrea Höltken-Schnabel**

*Stationsleitung in der St. Johannes Krankenhaus GmbH*

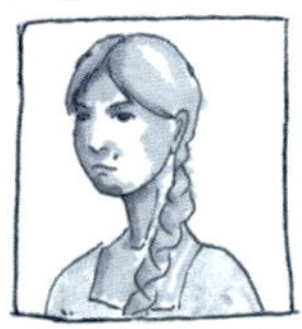

**Bärbel Kaltenbach**

*Qualitätsmanagementbeauftragte in der St. Johannes Krankenhaus GmbH*

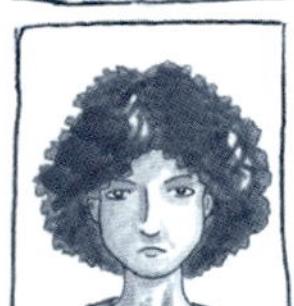

Der Transfer der Inhalte in die Praxis erfolgt primär unter Berücksichtigung der folgenden drei Unternehmen:

a) Ambulante Hauskrankenpflege ProCura GbR
   – ein ambulanter Pflegedienst
b) Seniorenresidenz Sonnenstift gGmbH
   – ein Seniorenheim
c) St. Johannes Krankenhaus GmbH
   – ein Krankenhaus

# Inhaltsverzeichnis

**Geleitwort** . . . . . . . . . . . . . . . . . . . . . . 5

**Vorwort des Herausgebers** . . . . . . . . . . . . . . 7

**Charaktere und Unternehmen in diesem Buch** . . . . . . 9

**Einleitung** . . . . . . . . . . . . . . . . . . . . . . 13

**Kapitel 1: Ein guter Mitarbeiter fällt nicht vom Himmel** . . 15

1.1 Einarbeitung – Bestandteil des Personalmanagements . . . . . . . . . . . . . . . . . . 16

1.1.1 Beteiligte der Einarbeitung . . . . . . . . . . 18

1.1.2 Werte und Unternehmenskultur in der Personalentwicklung . . . . . . . . . . 20

1.1.3 Arbeitsrechtliche Aspekte der Einarbeitung . . 23

1.2 Probleme bei der Integration in das Team . . . . . . 24

1.3 Phasen der Einarbeitung . . . . . . . . . . . . . 26

1.4 Die Kostenseite der Einarbeitung . . . . . . . . . . 31

**Kapitel 2: Organisation verschafft Erfolg** . . . . . . . . 35

2.1 Organisatorisches bei der Neueinstellung . . . . . . 36

2.2 Checkliste für die Personalabteilung . . . . . . . . 44

**Kapitel 3: Vorbereitungen auf den neuen Mitarbeiter** . . . . 47

3.1 Die Rolle des Vorgesetzten . . . . . . . . . . . . 48

3.2 Die Rolle des Mentors . . . . . . . . . . . . . . 51

3.2.1 Schlüsselqualifikationen . . . . . . . . . . . 52

3.2.2 Aufgaben eines Mentors . . . . . . . . . . . 56

3.3 Die Rolle des bestehenden Teams . . . . . . . . . . 57

**Kapitel 4: Kommunikation und Gesprächsführung im Einarbeitungsprozess** . . . . . . . . . . . . . 59

4.1 Die Planung einer guten Besprechung . . . . . . . . 61

4.2 Das Einführungsgespräch . . . . . . . . . . . . . 62

4.3 Das Feed-back-Gespräch . . . . . . . . . . . . . . 64
4.3.1 Positives Feed-back – Loben will gelernt sein . 66
4.3.2 Regeln für ein konstruktives Feed-back . . . . 67
4.4 Integration der Feed-back-Gespräche in das Einarbeitungskonzept . . . . . . . . . . . . 68

**Kapitel 5: Projektmanagement – ein Einarbeitungskonzept entwickeln** . . . . . . 72
5.1 Phasen, Arbeitspakete und Meilensteine eines Projekts . . . . . . . . . . . . . . . . . 73
5.1.1 Definitionsphase . . . . . . . . . . . . . . 73
5.1.2 Planungsphase . . . . . . . . . . . . . . . 75
5.1.3 Realisierungs- und Abschlussphase . . . . . . 77
5.2 Struktur und Aufbau des Einarbeitungskonzeptes . . 77
5.3 Arbeitsanalysen . . . . . . . . . . . . . . . . . 81
5.4 Umsetzung und Evaluation der Einarbeitung . . . . 84
5.5 Der Projektabschluss . . . . . . . . . . . . . . 88

**Kapitel 6: Goldene Regeln in der Einarbeitungsphase** . . . 91

**Kapitel 7: Fazit** . . . . . . . . . . . . . . . . . 94

**Glossar** . . . . . . . . . . . . . . . . . . . . . 96

**Literaturverzeichnis** . . . . . . . . . . . . . . . 98

# Einleitung

*»Der Einarbeitung neuer Mitarbeiter in einem Unternehmen kommt ein besonders hoher Stellenwert im Personalmanagement zu.«* Dies behaupten viele Experten. Aber findet dies in der Praxis immer Berücksichtigung?

Als ich meine Tätigkeit als Qualitätsmanagementbeauftragte in einem Krankenhaus aufnahm, begleitete mich ein Mitarbeiter in mein neues Büro. Heraus aus dem Krankenhaus ging ich mit ihm über eine Brücke, einen Parkplatz und hinein in das Personalwohnheim. Er öffnete die Tür. Ich ging hinein und sah zu meinem Erschrecken ein Bett, eine Anrichte, zwei Sessel, einen Tisch und an der Wand einen kleinen Schreibtisch. Auf diesem Schreibtisch lagen meine Arbeitsmaterialien: ein Lineal, ein Bleistift, ein Anspitzer und ein Radiergummi. Ich schaute mich noch einmal genauer um, doch einen Computer fand ich nicht. Sollte ich nun etwa alle zukünftig zu erstellenden Ablaufdiagramme selbst zeichnen? Die Frage blieb unbeantwortet. Der Mitarbeiter, der die Güte hatte, mich in das »Büro« zu führen, verabschiedete sich auch schon bald. Da saß ich nun alleine, in einem dunklen Raum mit eigener Nasszelle. Sarkastisch dachte ich *»Personalmanagement wird bei uns groß geschrieben ... Herzlich willkommen!«* Mein zweiter Gedanke war: So etwas darf mit einem neuen Mitarbeiter nie wieder geschehen. Ich begann, mich als Qualitätsmanagementbeauftragte mit diesem Thema zu beschäftigen.

**Quick-Tipp!**
Der erste Eindruck entscheidet! Verlieren Sie einen neuen Mitarbeiter nicht schon nach den ersten Minuten. Schaffen Sie akzeptable Arbeitsbedingungen, stellen Sie Ansprechpartner zur Verfügung und arbeiten Sie einen neuen Mitarbeiter ein. Nur so können Sie mit Ihren Mitarbeitern die Herausforderungen der Zukunft bewältigen.

# Kapitel 1: Ein guter Mitarbeiter fällt nicht vom Himmel

*Wehret den Anfängen!*

Durch die Diagnosis Related Groups (DRG) – dem neuen Entgeltsystem der Krankenhäuser – verkürzen sich die Liegezeiten der Patienten. Hierdurch können mehr Patienten in den Kliniken aufgenommen und in einer viel schnelleren Zeit auch wieder entlassen werden. Auch sind diese Patienten, die stationär in ein Krankenhaus eingewiesen werden, deutlich schwerer krank, da mit Inkrafttreten des Gesundheitsmodernisierungsgesetzes der Grundsatz »ambulant vor stationär« zunehmend zum Tragen kommt. Zudem steigen die Qualitätsanforderungen und Kundenerwartungen stetig an. Die Konsequenzen für die Mitarbeiter in der Pflege sind deutlich höhere qualitative und quantitative Belastungen. Ähnliches ist in der ambulanten Pflege zu verzeichnen, in der die früher entlassenen Patienten ebenfalls eine höhere Belastung für die Mitarbeiter darstellen.

Um den aktuellen und zukünftigen Herausforderungen der ambulanten und stationären Versorgung von Patienten gerecht zu werden, brauchen Unternehmen verlässliche, flexible und fachlich kompetente Mitarbeiter, die zu ihrem Unternehmen stehen und sich mit ihm identifizieren. Dies macht eine sorgfältige und fachlich fundierte Einarbeitung und weiterführende Personalentwicklung notwendig. Nur hierdurch können wichtige unentdeckte Potenziale entdeckt und gefördert werden, die dem Unternehmen den entscheidenden Wettbewerbsvorteil verschaffen.

*Lernziele Kapitel 1*

In diesem Kapitel erfahren Sie etwas über die theoretischen Grundlagen bei der Einarbeitung neuer Mitarbeiter. Diese beziehen sich im Wesentlichen auf die Phasen, die ein Mitarbeiter während der Einarbeitung durchläuft, die Probleme, die durch eine nicht fundierte Einarbeitung entstehen können, sowie deren Bewältigung.

---

**Input-Check – Wesentliche Inhalte**

Mit der Einarbeitung neuer Mitarbeiter beginnt die komplexe Aufgabe der Personalentwicklung. Man nennt diesen speziellen Bereich der Einarbeitung auch Training-into-the-job. Der Gesetzgeber hat hierzu eine klare Haltung, die besagt, dass der Arbeitgeber zu einer Einweisung neuer Mitarbeiter verpflichtet ist (§ 81 Abs. 1 BetrVG). Der neue Mitarbeiter durchlebt während der gesamten Eingliederung verschiedene Phasen, in denen Unsicherheiten bestehen und Ängste aufgebaut werden. Seine Werte und Normen, die er für sich verinnerlicht hat und nach denen er lebt, prallen nun auf die Unternehmenskultur und -werte. Ihre Aufgabe wird es sein, dem neuen Mitarbeiter die Werte und Ziele des Unternehmens sowie seine Aufgaben darzustellen und ihm seine Rolle innerhalb der Unternehmensstruktur zu verdeutlichen.

Trotz allem können während der Eingliederung in das Team Konflikte auftreten, die mit Feed-back-Gesprächen und viel Empathie zu vermeiden sind.

---

## 1.1 Einarbeitung – Bestandteil des Personalmanagements

Die Einarbeitung neuer Mitarbeiter ist eine Aufgabe innerhalb der Personalentwicklung (PE) und wird als Training-into-the-job bezeichnet. Sie liegt an der Schnittstelle zur Personalauswahl, hat vielfältige Inhalte und beschäftigt unterschiedliche Personen.

**Definition**
Enge Begriffsbestimmungen begrenzen Personalentwicklun auf den Bereich Bildung. Erweiterte Definitionen gehen davon aus, dass Personalentwicklung Bildungs- und Förderungsmaßnahmen enthält. Umfassende Definitionen bezeichnen mit Personalentwicklung Bildung, Förderung und Organisationsentwicklung (Becker, 1999).

Aus dieser Definition wird deutlich, dass Personalentwicklung – und damit auch das Training-into-the-job – nicht nur die Weitergabe von fachlichem Wissen beinhaltet, sondern auch die Vermittlung von Unternehmenswerten und der Unternehmenskultur. Gerade in Zeiten zunehmenden Wettbewerbs müssen die notwendigen strukturellen Veränderungen auch innerhalb von Non-Profit-Organisationen transparent gemacht werden.

**Quick-Tipp!**
Es reicht sicher nicht aus, dem neuen Mitarbeiter das Unternehmensleitbild in die Hand zu drücken und zu sagen: »Lesen Sie! Hier finden Sie unsere Werte und Zielsetzungen.« Wer will, dass ein Mitarbeiter die Werte des neuen Unternehmens übernimmt, muss dem neuen Mitarbeiter die Chance geben, diese zu prüfen und zu verinnerlichen. Er muss sich mit ihnen identifizieren, um sie leben zu können. Dies erfordert innerhalb der Einarbeitungszeit ausreichend Freiraum.

**Praxis-Check – Unternehmenswerte und -kultur**

In der Ambulanten Hauskrankenpflege ProCura GbR wird jeder Mitarbeiter in die Weiterentwicklung der Unternehmenskultur eingebunden. Einmal pro Jahr findet in dem Unternehmen ein Workshop statt, in dem die grundlegenden Werte des Unternehmens gemeinsam mit allen Mitarbeitern überprüft und gegebenenfalls angepasst werden. Der Workshop dauert drei Tage und findet von Freitag bis Sonntag statt. Hierzu wird ein externer Moderator eingeladen, der das Unternehmen bereits kennt. In jedem Jahr konnten die Unternehmenswerte und die -kultur weiterentwickelt werden. Die beteiligten Mitarbeiter zeigten sich jedes Mal positiv überrascht über die Möglichkeit der Beteiligung.

### 1.1.1 Beteiligte der Einarbeitung

Die Einarbeitung neuer Mitarbeiter sollte einen hohen Stellenwert in einem Unternehmen einnehmen. Dementsprechend muss diese Aufgabe auch an höchster Stelle im Unternehmen implementiert werden. Heruntergebrochen auf die nachfolgenden Ebenen in einem Unternehmen gibt es weitere Beteiligte mit entsprechenden Aufgaben.

**Reminder!**

Die Einarbeitung beschäftigt unterschiedliche Positionen bis hin zum Top-Management.

An der Personalauswahl ist in vielen Unternehmen die oberste Leitung maßgeblich beteiligt. Vielfach nimmt sich der Geschäftsführer Zeit für das Auswahlgespräch. Mit einem Fachvorgesetzten, der Mitarbeitervertretung und weiteren Beteiligten wird entschieden, ob der Bewerber eingestellt werden soll.

Noch vor dem ersten Arbeitstag sollte der direkte Vorgesetzte für Fragen des neuen Mitarbeiters zur Verfügung stehen. An seinem ersten Arbeitstag wird der neue Mitarbeiter von ihm begrüßt und in das Team eingeführt. Auch im weiteren Verlauf der Einarbeitung ist der direkte Vorgesetzte als Ansprechpartner und letztendlich beurteilende Person gefragt. Ein Mentor – eine Bezugsperson aus dem Team – wird dem Mitarbeiter schließlich zur Seite gestellt. Dieser begleitet den Mitarbeiter im Rahmen seiner weiteren Integration. Des Weiteren sind die Mitarbeitervertretung, die Personalabteilung, der Betriebsarzt und weitere Stellen an der Einarbeitung insofern beteiligt, als dass diese Stellen eventuelle Fragen oder administrative sowie weitere Aufgaben in Bezug auf den neuen Mitarbeiter bearbeiten müssen.

**Praxis-Check – Einarbeitung**

In der St. Johannes Krankenhaus GmbH nehmen der Geschäftsführer Herr Gaworski und die Pflegedienstleitung Frau Reichelt an jedem Vorstellungsgespräch eines Bewerbers in der Pflege teil. Ihnen ist wichtig, dass der potenzielle neue Mitarbeiter auch sie als Ansprechpartner kennen lernt. Um die Einarbeitung eines neu eingestellten Mitarbeiters in der Pflege kümmert sich die jeweilige Station. Hier ist die Stationsleitung die Führungskraft, die den Mentor bestimmt und die soziale Integration vornimmt. Die Pflegedienstleitung wird regelmäßig über den Stand der Integration informiert.

### 1.1.2 Werte und Unternehmenskultur in der Personalentwicklung

Die Aufgabe der Unternehmensleitung der Non-Profit-Organisation Krankenhaus besteht unter anderem darin, die als wichtig erachteten Werte in unternehmensspezifische Rituale umzusetzen. Es ist ein Wertekonsens zu finden, der in gemeinsamem Führungsverhalten und in einer gemeinsamen Unternehmenskultur zusammenfließt. Werte müssen erlebbar und lebbar werden. Hierbei wird das Denken im Kontext von Leistung und Teamarbeit betont. Die PE wirkt sozusagen als Kulturarbeit und das Wertemanagement positiv auf die Effektivität in Bezug auf Leistungen und Zusammenarbeit (vgl. Becker, 2002).

Unterteilt man die Unternehmensentwicklung in drei Entwicklungsstadien, dann wird die Personalentwicklung als Kulturarbeit mit unterschiedlicher Intensität benötigt. Während in umgewandelten, reorganisierten Unternehmen der Zusammenhalt, die Integration und Loyalität immer mehr an Bedeutung gewinnen, gehen die traditionellen Unternehmen mit Dauerarbeitsplätzen, sicherem Einkommen, transparenten Karrierewegen und überschaubaren Arbeitsgebieten unter. Damit schwinden auch die traditionellen Werte. So avanciert die Personalentwicklung zum Kulturmanagement (vgl. Becker, 2002).

Eine Fokussierung auf die Unternehmenskultur in der betrieblichen Forschung und Praxis erklärt sich aus der Erkenntnis, dass bisherige erfolgreiche Instrumente der Unternehmensführung versagen. Erst ein zukunftsorientierter Gesamtblick der betrieblichen Arbeitsfelder lässt erkennen, welche Veränderungen gewollt sind, welche Anforderungen daraus erwachsen und welche Personalentwicklungsmaßnahmen einzusetzen sind (vgl. Becker, 2002).

In Zeiten des Wettbewerbs müssen – in Abhängigkeit von der Marktstellung des Krankenhauses, Altenheims, Pflegedienstes etc. – aus neuen Visionen schlüssige Unternehmensstrategien im Rahmen eines genauen langfristigen Handlungsplans festgelegt werden, um die definierten Ziele zu erreichen. Sonst bleiben jegliche Visionen angedachte Träume. Auch dies muss im Einvernehmen mit der Unternehmenskultur vorgenommen werden. Aus den Visionen heraus stellen die Ziele eine elementare Größe des Unternehmens dar.

**Definition**
Ziele unterscheiden sich von Wünschen und Erwartungen dadurch, dass sie das gewollte Ergebnis beschreiben und den Aufwand oder die Rahmenbedingungen für die Zielerreichung angeben. Sie sind dann operationalisiert, wenn klar ist, woran ihr Erreichungsgrad mit welchen Methoden gemessen wird (Rückle, Mutafoff, Riekehoff, 1994).

**Reminder!**
Denken Sie stets daran: »Ohne Ziele schwimmt das Seepferdchen ins Haifischmaul!«

**Praxis-Check – Ziele**
Ziele und zielorientiertes Handeln bestimmen den Erfolg eines Unternehmens. An ihnen orientiert sich die gesamte Steuerung, Orientierung, Koordination, Selektion und Bewertung unserer Tätigkeiten. Ziele haben zudem auch eine Motivations- und Anreizfunktion.

Reflektieren Sie Ihre Unternehmensziele (Organisationsziele, Abteilungsziele, Bereichsziele ...)!

Sind Ihre Unternehmensziele allen Mitarbeitern bekannt?
Wenn ja, dann achten Sie darauf, dass Sie auch zukünftig für ausreichend Transparenz sorgen.
Wenn nein, sollten Sie zügig für mehr Transparenz sorgen.
Wenn Sie sich nicht sicher sind, befragen Sie Ihre Mitarbeiter doch einmal zu den Zielen.

Ein Ziel zu erreichen ist ein Meilenstein zum Erfolg. Sie kennen aus Ihrem beruflichen Alltag die Pflegeziele innerhalb des Pflegeprozesses. Bei der Planung Ihrer Pflegemaßnahmen hinterfragen Sie, welches Ziel Sie damit erreichen wollen und wozu das Erreichte dient (Zweck). Sie beschreiben Fernziele, die Sie in Nahziele unterteilen. Dies ist besonders wichtig, um schnell Teilerfolge zu erzielen, die Sie und Ihre Mitarbeiter stetig motivieren. Sind die Ziele zu hoch gesteckt, lässt der Erfolg sehr lange auf sich warten.

Bei der Einarbeitung neuer Mitarbeiter vermitteln Sie die Unternehmensziele, Bereichsziele, Qualitätsziele usw. Auch der neue Mitarbeiter hat Ziele im Hinblick auf seine Person, seinen Beruf, seine Einarbeitung. Daher ist es notwendig, mit dem neuen Mitarbeiter seine Ziele zu besprechen, sie zu kennen und sich auch daran zu orientieren. Eventuelle Zielkonflikte können nur dadurch gelöst werden, dass Sie sie ansprechen und nach einer gemeinsamen Lösung suchen.

**Reminder!**
Personalentwicklung beginnt schon zielorientiert mit der Einstellung eines neuen Mitarbeiters. Der Auswahl des neuen Mitarbeiters muss ein Anforderungsprofil zu Grunde liegen.

### 1.1.3 Arbeitsrechtliche Aspekte der Einarbeitung

*Jede dritte Führungskraft trennt sich noch innerhalb der Probezeit vom Unternehmen* (vgl. Kaufmann, 1985). Von diesem Phänomen sind auch Einrichtungen im Sozial- und Gesundheitswesen betroffen. Diese Kündigungen demotivieren die verbleibenden Mitarbeiter und führen zu einem Imageverlust nach innen und außen. Kurz vor dem Ende der Probezeit wird eine Beurteilung eines neuen Mitarbeiters erstellt. Diese Beurteilung ist für den neuen Mitarbeiter ausschlaggebend für »sein oder nicht sein«. Ohne adäquate Einarbeitungsphase ist diese Beurteilung nicht nur unmenschlich, sondern arbeitsrechtlich nicht vertretbar.

Der § 81 Abs. 1 des Betriebsverfassungsgesetzes (BetrVG) regelt: »*Der Arbeitgeber hat den Arbeitnehmer über dessen Aufgaben und Verantwortung sowie über die Art seiner Tätigkeit und ihre Einordnung in den Arbeitsablauf des Betriebes zu unterrichten* (...).« (Betriebsverfassungsgesetz in: Beck Texte, Arbeitsgesetze, 2003: 596).

Aus dieser Gesetzgebung lässt sich ein klarer Handlungsbedarf ableiten. Hier wurde erkannt, dass eine erfolgreiche Einarbeitung die Schlüsselvoraussetzung für den Aufbau positiver Einstellungen zum Unternehmen, seinen Werten und Zielen ist. Wertet ein neuer Mitarbeiter die Anfangsphase des Arbeitsverhältnisses positiv, so wird seine Leistungsbereitschaft langfristig ansteigen.

**Quick-Tipp!**
Fluktuation führt Ihrem Unternehmen einen hohen Schaden zu. Widmen Sie der Einarbeitung neuer Mitarbeiter ausreichend Aufmerksamkeit, dann können Sie diese auch als Mitarbeiter halten.

## 1.2 Probleme bei der Integration in das Team

Ein neuer Mitarbeiter begegnet bei der Einführung in das Unternehmen über einen langen Zeitraum gewachsenen und gefestigten sozialen Strukturen und muss sich im Vorgesetzten- und Mitarbeiterkreis einfinden. Kieser thematisierte 1985 aus mehreren Studien zehn Arten von Konflikten, die bei der Einführung neuer Mitarbeiter häufig entstehen.

*Einarbeitungskonflikte*
Der Mitarbeiter wird nicht aufgabenorientiert eingearbeitet, sondern erlebt die tägliche Routine. Einarbeitungskonflikte sind in der Art der Einarbeitung begründet.

*Quantitative Rollenübertragung*
Der neue Mitarbeiter wird durch das Alltagsgeschehen überfordert. Er hat kaum Zeit, die große Anzahl der ihm aufgetragenen Aufgaben zu erledigen.

*Professionskonflikte*
Im Gegensatz zur Überforderung wird diese Konfliktart durch eine Unterforderung ausgelöst. Die hohe Qualifikation des neuen Mitarbeiters steht in keinem Zusammenhang mit der jetzigen Tätigkeit.

*Rollenambiguität*
Diese Konfliktart entsteht durch ein mangelndes Rollenverständnis des neuen Mitarbeiters. Es gibt keine Definition für seine Tätigkeiten.

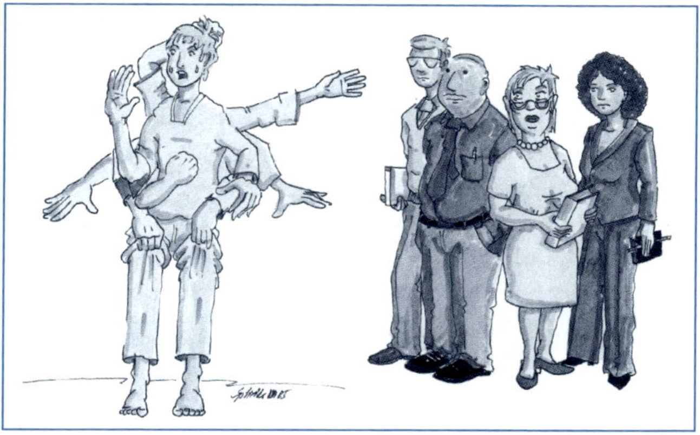

**Abb. 1:** Konflikte bei der Einarbeitung

*Kompetenzkonflikte* Stellenbeschreibung durch STL am 1. Tag mit MA durchgehen

Durch einen nicht abgeklärten Kompetenzbereich entstehen Kompetenzüberschreitungen.

**Praxis-Check – Kompetenzkonflikt**

Im Rahmen der Einarbeitung eines neuen Mitarbeiters in der Ambulante Hauskrankenpflege ProCura GbR kam es zu einem Streit zwischen dem neuen Mitarbeiter und der Pflegedienstleitung. Diese stellte fest, dass der Mitarbeiter Aufgaben übernimmt, die er aufgrund seiner Qualifikationen nicht ausüben darf. Er rechtfertigte sich damit, dass er diese Tätigkeiten auch bei seinem vorherigen Arbeitgeber übernehmen musste. Die Pflegedienstleitung stellte weiterhin fest, dass vergessen wurde, diesem neuen Mitarbeiter eine Stellenbeschreibung auszuhändigen. Sie gab ihm daraufhin eine Stellenbeschreibung für seine Stelle, ging mit ihm die zu bearbeitenden Aufgaben durch und klärte auch die Kompetenzen.

*Konflikte in der Tätigkeitsdefinition*
Dieser Konflikt ist durch ein Missverhältnis begründet, das sich auf formale Aspekte bezieht (z. B. fehlende Handlungsspielräume).

*Feed-back-Defizit*
Hier fehlt es dem neuen Mitarbeiter an einer Rückmeldung hinsichtlich seiner Leistung und seines Verhaltens. Er kann sich nicht einschätzen und Unsicherheiten entstehen.

*Intragruppenkonflikte*
Diese Konfliktart beschreibt die sozialen Konflikte, die im Team auftreten können.

*Entfremdung*
Der neue Mitarbeiter distanziert sich innerlich zunehmend von seiner Abteilung, weil seine Ideen und Werte keine Akzeptanz finden.

**Quick-Tipp!**
Betrachten Sie jeden entdeckten Konflikt als einen Gewinn. Konflikte verdeutlichen Unstimmigkeiten und Unzufriedenheit. Nur dadurch, dass diese in einen Konflikt münden, haben Sie eine Möglichkeit, diese auch zu lösen.

## 1.3 Phasen der Einarbeitung

In der sozialwissenschaftlichen Forschung wird die Sozialisation eines neuen Mitarbeiters in der Eingliederungsphase in mehreren Phasen differenziert (vgl. Althauser, 1982)

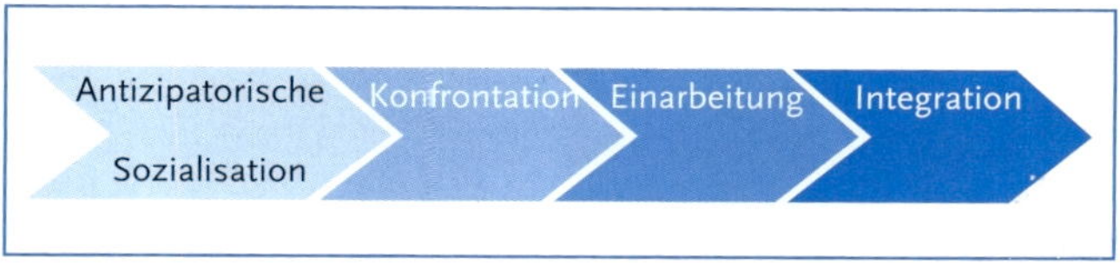


**Abb. 2:** Phasen der Sozialisation neuer Mitarbeiter

*Phase 1: Antizipatorische Sozialisation*
Die »antizipatorische Sozialisation« meint eine vorweggenommene Sozialisation.

> **Definition:**
> Sozialisation bezeichnet den Prozess der Aneignung von und die Auseinandersetzung mit gesellschaftlichen Werten, Normen und Handlungsmustern, in dessen Verlauf ein Gesellschaftsmitglied die soziale Handlungsfähigkeit erwirbt und/oder aufrechterhält (Hurrelmann & Nordlohe, 1989).

Alle Erfahrungen und Lernergebnisse, die aus dem bisherigen privaten Leben, der Schulzeit und dem bisherigen beruflichen Umfeld zur Ausbildung von Werten und Normen führten, begleiten uns in die neue Arbeitsstelle. Schon bei diesem Knackpunkt entscheidet sich der Verlauf der Integration in das Unternehmen. Passen die vom neuen Mitarbeiter gebildeten Werte und Normen mit denen des Unternehmens zusammen? Je weiter die Schere hier auseinander geht, umso schwieriger wird möglicherweise die Einarbeitung und Integration verlaufen.

In dieser Phase, die mit dem Vorstellungsgespräch beginnt und nach der Einstellungsentscheidung endet, werden Unsicherheiten, Ängste und Stress abgebaut, die der neue Mitarbeiter im Hinblick auf das neue Aufgabenfeld mitbringt.

**Praxis-Check – Ziele und Maßnahmen**

Ziele in dieser Phase:

- Aufbau einer Vertrauensbasis
- Schaffung eines Orientierungsrahmens
- Steigerung der Motivation
- Förderung der Integration in das Team
- Abbau von Unsicherheiten und Ängsten

Things to do:

- Nach dem Vorstellungsgespräch: Kennenlernen des Vorgesetzten und der zukünftigen Mitarbeiter
- Anbieten eines »Schnuppertages«
- Vorstellen einer Bezugsperson
- Aushändigen und Erklären der Stellenbeschreibung und allgemeiner Informationen

**Quick-Tipp!**

Ein/e Mentor/Bezugsperson sollte genau ausgewählt werden. Wählen Sie aus Ihrem Team eine Person, bei der die Einarbeitung noch nicht zu lange her ist. Sie kann sich besser in die Lage des neuen Mitarbeiters hineinversetzen und kennt die Anforderungen besser als eine Mitarbeiterin, die schon über Jahrzehnte im Team arbeitet. Sie sollte zudem auch über viel Empathie verfügen. Bei Fragen kann die Bezugsperson sich an den direkten Vorgesetzten wenden.

*Phase 2: Konfrontation*

Diese Phase erstreckt sich vom ersten Arbeitstag bis in die ersten Arbeitswochen. Der neue Mitarbeiter wird mit dem Missverhältnis seiner eigenen Erwartungen und dem wahren Arbeitsalltag konfrontiert. Bei der Bewältigung dieses Problems kann ein Realitätsschock auftreten, der den neuen Mitarbeiter desillusionieren und zu einer inneren Abwendung vom neuen Arbeitsplatz führen kann. Die im Vorfeld verteilten (Hochglanz-) Broschüren über die Institution verlieren hier schnell an Wert und werden kritisch hinterfragt. Aus diesem Grunde ist es entscheidend, diese Broschüren auch realitätsnah zu gestalten.

**Praxis-Check – Ziele und Maßnahmen**

Ziele in dieser Phase:

- Schaffung eines Orientierungsrahmens
- Aufbau des Vertrauensverhältnisses
- Klärung der Rolle des neuen Mitarbeiters innerhalb des Teams und der Organisation

Things to do:

- Vorstellen der Institution am ersten Arbeitstag durch den Vorgesetzten
- Vorstellen der/des Bezugsperson/Mentors
- Erklären der Organigramme und Strukturen der Institution
- Erklären des Leitbildes und der Werte und Normen der Institution

*Phase 3: Einarbeitung*

In der Einarbeitungsphase werden die Ziele und Erwartungen beider Seiten bezüglich der Aufgaben des neuen Mitarbeiters und der Beziehungen evaluiert. Hier lernt der neue Mitarbeiter, sein Wissen und Können in den unternehmensspezifischen Arbeitszusammenhang zu bringen.

Die größte Gefahr in dieser Phase liegt in einer Unter- oder Überforderung des neuen Mitarbeiters. Diese beiden Phänomene sind innerhalb der gesamten Einarbeitungsphase in höchstem Maße zu berücksichtigen, da eine Überforderung zum Qualitätsverlust der erbrachten Arbeit und zur Berufsunzufriedenheit führen kann. Die Überforderung ist ein Merkmal der Unterqualifikation. Bei der Unterforderung, die ein Signal der Überqualifikation darstellt, entstehen bei dem betroffenen Mitarbeiter Gereiztheit und Frustration. Das kann bis zu einer »inneren Kündigung« führen. Dies hat wiederum erhebliche Auswirkungen auf das Arbeits- und Betriebsklima. Diese Phase stellt eine Gratwanderung dar, die einen regelmäßigen Austausch (Feed-back) zwischen dem Mentor/Vorgesetzten und dem neuen Mitarbeiter erfordert.

**Praxis-Check – Ziele und Maßnahmen**

Ziele in dieser Phase:

- Vermeiden von Unter- oder Überforderung
- Vermeiden von Konfliktsituationen (vgl. Kapitel 1.2)
- Aufbau des Vertrauensverhältnisses

Things to do:

- Gehen Sie konzeptionell vor (Einarbeitungskonzept vorhanden?).
- Führen Sie Feed-back-Gespräche, auch im Hinblick auf die Erstbeurteilung in der Probezeit.

**Quick-Tipp!**

Besprechen Sie mit dem neuen Mitarbeiter frühzeitig das Mitarbeiterbeurteilungssystem und integrieren Sie die Punkte in die Feed-back-Gespräche. So sind Sie auch arbeitsrechtlich auf der sicheren Seite und der Mitarbeiter erhält eine faire Orientierung!

*Phase 4: Integration*

Der Mitarbeiter identifiziert sich mit dem Unternehmen. Er hat sich in seiner Rolle eingefunden und kann sich in die bestehenden Strukturen einfügen. Er versteht die Zusammenhänge.

Aus seinen einzelnen Eindrücken hat er ein Gesamtbild gewonnen.

**Praxis-Check – Ziele und Maßnahmen**

Ziele in dieser Phase:

- weitere Förderung des Mitarbeiters im Rahmen der Personalentwicklung
- Stärkung seiner Persönlichkeit (Förderung der Sicherheit in Bezug auf sein eigenes Verhalten, Förderung der sozialen Integration)
- Förderung seines ergebnisorientierten, eigenständigen und eigenverantwortlichen Handelns

Things to do:

- Pflegen Sie weiterhin eine regelmäßige Kommunikation in Form von Mitarbeiter- und Fördergesprächen.
- Binden Sie den »neuen« Mitarbeiter in Arbeits- oder Projektgruppen mit ein. Das Unternehmen erwartet konstruktive Vorschläge auch von diesem Mitarbeiter.
- Geben Sie ihm genügend Freiraum, um sich selbst zu organisieren.

**Reminder!**

Mit der erfolgreichen Einarbeitung eines neuen Mitarbeiters erfüllen Sie seine Erwartungen und die Erwartungen des Unternehmens. Zufrieden, motiviert und fehlerfrei kann die Arbeitstätigkeit auf diese Weise erbracht werden.

## 1.4 Die Kostenseite der Einarbeitung

Eine misslungene Einarbeitung bzw. eine Kündigung vor Ablauf der Probezeit verursacht für das Unternehmen sehr hohe

Kosten (Opportunitätskosten). Die Stelle muss erneut ausgeschrieben werden, das Bewerbungs- und Auswahlverfahren beginnt noch einmal und eine erneute Einarbeitungsphase findet statt. Eine Bezugperson muss wiederum viel Zeit aufbringen, einen neuen Mitarbeiter in das Team zu integrieren. Dies muss allen am Einarbeitungsprozess beteiligten Personen stets transparent sein.

> **Reminder!**
> Eine schlechte Einarbeitung verursacht unnötige Kosten und sollte aus diesem Grund vermieden werden.

Eine gute Einarbeitung verursacht Kosten (vgl. Abb. 3). Es müssen Einführungsgespräche stattfinden, Mentoren müssen bereitgestellt werden, Feed-back-Gespräche müssen geführt werden und es wird ein Einarbeitungskonzept benötigt, das erstellt und gepflegt werden muss.

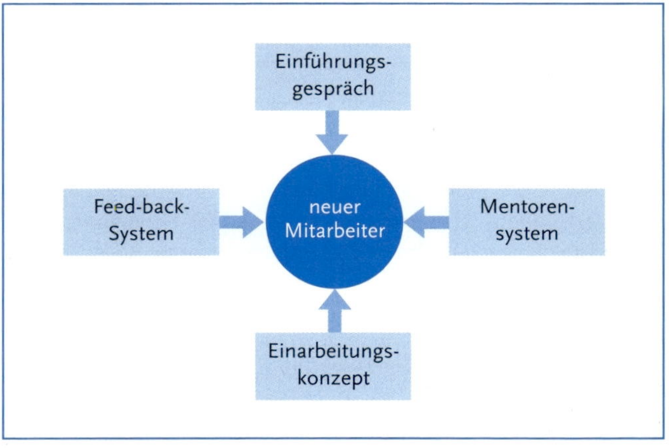


**Abb. 3:** Bestandteile einer guten Einarbeitung

**Reminder!**
Die Kosten für eine gute Einarbeitung werden sich schnell amortisieren. Wer in einen neuen Mitarbeiter und die Einarbeitung investiert, wird im Ergebnis zufriedenere Mitarbeiter haben, die fehlerfreier ihre Aufgaben erledigen als schlecht eingearbeitete Mitarbeiter.

Einarbeitungskonzepte tragen sogar zu einer Verringerung der Kosten bei. In einem Einarbeitungskonzept sind definierte Abläufe beschrieben, die der Mitarbeiter früh kennen lernen soll. Auf diese Weise werden redundante und ineffiziente Arbeiten vermieden; ein Vorteil, der sich im Krankenhaus in so genannten Clinical Pathways, Pflegestandards und weiteren Prozessbeschreibungen niederschlägt.

**Reminder!**
**Argumente für ein Einarbeitungskonzept**

- Kündigungen während der Probezeit sollen vermieden werden.
- Einarbeitungskonzepte beinhalten alle wesentlichen Informationen, die ein neuer Mitarbeiter benötigt, um sich aufgabenorientiert und effizient in das Unternehmen zu integrieren.
- Einarbeitungskonzepte wirken sich kostensenkend aus.
- Es schafft Motivation bei dem neuen Mitarbeiter.
- Es bietet beiden Parteien einen guten Überblick über die zu erlernenden Inhalte.
- Regelmäßige Feed-back-Gespräche vermeiden eine Unter- oder Überforderung bei dem neuen Mitarbeiter.
- Durch eine erfolgreiche Einarbeitung wächst die Identifikation mit dem Unternehmen.

**Things to do:**

In Zeiten des Wettbewerbs braucht die Unternehmensführung Mitarbeiter, die sich mit dem Unternehmen identifizieren.

- Der Einarbeitungsexperte empfiehlt: »Erstellen Sie eine realitätsnahe Einführungsbroschüre, die dem neuen Mitarbeiter den gesamten organisatorischen Ablauf bei seiner Neueinstellung transparent macht.«
- Der Einarbeitungsexperte empfiehlt: »Entwickeln Sie Einarbeitungskonzepte mit integriertem Mentorensystem und regelmäßigen Feed-back-Gesprächen.«
- Der Einarbeitungsexperte empfiehlt: »Erstellen Sie Stellenbeschreibungen und ein Organigramm und händigen Sie dem neuen Mitarbeiter allgemeine Informationen zum Unternehmen, Leitbild etc. aus.«

**Quick-Check**

- Wo ist die Einarbeitung neuer Mitarbeiter innerhalb des Personalmanagements anzusiedeln?
- Wie lauten die arbeitsrechtlichen Hintergründe bei der Einarbeitung neuer Mitarbeiter?
- Welche Arten von Konflikten kennen Sie im Rahmen der Eingliederung neuer Mitarbeiter in Ihrer Einrichtung?
- Was versteht man unter der »antizipatorischen Sozialisation«?
- Beschreiben Sie die weiteren Phasen, die ein neuer Mitarbeiter im Eingliederungsprozess durchläuft. Warum ist eine erfolgreiche Einarbeitung eines neuen Mitarbeiters existenziell wichtig für das Unternehmen?
- Nennen Sie Argumente, die für ein Einarbeitungskonzept sprechen!

# Kapitel 2: Organisation verschafft Erfolg

*Informationen schaffen Vertrauen*

Sie kennen die Situation: Man bewirbt sich bei einem Unternehmen, bekommt mit viel Glück einen Arbeitsvertrag zugeschickt und dann? Dann vergeht eine kleine Ewigkeit und man fragt sich, wie und was kommt am ersten Arbeitstag auf mich zu? Was muss ich an Administration leisten? Wo muss ich mich vorstellen?

Schauen Sie einmal in die Informationsbroschüre Ihres Krankenhauses. Wem dient sie? Meist dient sie dem Patienten zur Information und dem Unternehmen als Marketingstrategie. Wäre jedoch nicht auch ein Informationsmedium für neue Mitarbeiter sinnvoll? Durch die Beschreibung wesentlicher Elemente der antizipatorischen Sozialisation, der ersten Phase der Einführung eines neuen Mitarbeiters, wurde deutlich, dass Sie als Arbeitgeber eine Menge dafür tun können, damit sich der neue Mitarbeiter von Anfang an bei Ihnen aufgenommen fühlt. Denken Sie auch an Ihr internes Marketing! Je früher der neue Mitarbeiter Informationen erhält, desto eher beginnt er, sich mit Ihrem Unternehmen zu identifizieren. Er fühlt sich aufgenommener, sicherer und kann seine Ängste abbauen.

Dabei ist darauf zu achten, dass dieses Medium die Unternehmensrealität widerspiegelt. Unrealistische Informationen helfen hier nicht weiter, da eine Enttäuschung vorprogrammiert ist. Durch eine Informationsbroschüre für neue Mitarbeiter werden auch die internen organisatorischen Wege bei der Neueinstellung von Mitarbeitern kürzer. Viele Reibungsverluste können abgestellt werden, wenn die Planung verbessert und schriftlich dokumentiert ist. Das folgende Kapitel zeigt Ihnen die betroffenen Bereiche bei der Neueinstellung im Krankenhaus auf.

*Lernziele Kapitel 2*

In diesem Kapitel werden Ihnen alle organisatorischen Aspekte bei der Neueinstellung eines Mitarbeiters aufgezeigt. Des Weiteren erhalten Sie Informationen über die mögliche Struktur einer Informationsbroschüre.

---

**Input-Check – Wesentliche Inhalte**

Informationsbroschüren gibt es in vielen Einrichtungen im Sozial- und Gesundheitswesen. Allerdings sind diese häufig an die Patienten gerichtet. Eher selten findet man ein solches Informationsmedium für neue Mitarbeiter. In diesem Kapitel werden die organisatorischen Wege beschrieben, die ein Mitarbeiter bei der Neueinstellung beschreiten muss. Der neue Mitarbeiter benötigt frühzeitig Informationen über das Krankenhaus, den Betriebsrat oder die Mitarbeitervertretung und über das Organisationsgefüge. Checklisten helfen hier dabei, an alles Wesentliche im Rahmen der Einarbeitung zu denken.

---

## 2.1 Organisatorisches bei der Neueinstellung

Neue Mitarbeiter müssen während ihrer ersten Arbeitstage viele organisatorische Aspekte bewältigen. Sie müssen sich im Krankenhaus orientieren, müssen allgemeine Informationen über das Krankenhaus erhalten, sich in die Organisationsstruktur einfügen, persönliche Daten in die Personalabteilung geben, Schlüssel für Spinde, Parkausweise, Schulungen, EDV-Rechte bekommen, sich schnellstmöglich dem Betriebsarzt vorstellen, für ihre Rechte als Arbeitnehmer die Mitglieder des Betriebsrates kennen. Alles in allem sollten sie einen schnellen Einblick in alles Wissenswerte von A–Z bekommen.

> **Reminder!**
> Der Mitarbeiter muss in kurzer Zeit viele Informationen aufnehmen. Eine Informationsbroschüre hilft, Wichtiges nachzulesen und damit besser zu behalten.

Daher bietet es sich an, dem neuen Mitarbeiter eine Informationsbroschüre schon im Vorfeld auszuhändigen oder gegebenenfalls zuzuschicken. Er erhält so die Möglichkeit, sich in aller Ruhe und von zu Hause aus auf die neue Stelle vorzubereiten. In der Konfrontation mit dem realen Arbeitsumfeld ist der neue Mitarbeiter dadurch wesentlich besser vorbereitet.

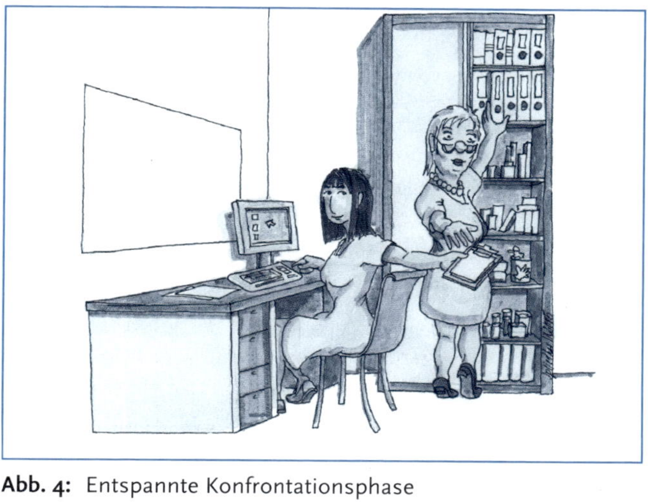

**Abb. 4:** Entspannte Konfrontationsphase

**Quick-Tipp!**
Entscheiden Sie sich für die Erstellung einer Informationsbroschüre. Lassen Sie einem Mitarbeiter bereits vor dem ersten Arbeitstag wesentliche Informationen zukommen. Deutlich entspannter und wissender kann dadurch der erste Arbeitstag beginnen.

**Praxis-Check – Informationsbroschüre**
In der St. Johannes Krankenhaus GmbH wurde eine Informationsbroschüre für neue Mitarbeiter entwickelt. Die wesentlichen Fragen im Rahmen der Entwicklung einer solchen Broschüre sind exemplarisch auf den nachfolgenden Seiten skizziert und kommentiert.

*Inhalte der Informationsbroschüre*

Nachfolgend finden Sie potenzielle Inhalte einer Informationsbroschüre für ein Krankenhaus.

**Quick-Tipp!**
Wenn Sie noch keine Informationsbroschüre besitzen, setzen Sie sich bitte mit den verantwortlichen Stellen zusammen und sammeln im Rahmen eines Brainstorming alle wichtigen Aspekte, die der Mitarbeiter wissen muss. Sie können die nachfolgend beschriebenen Aspekte für die Informationsbroschüre in einem Krankenhaus als Leitfaden benutzen.

*Inhalte der Informationsbroschüre:*
*Allgemeines über das Krankenhaus*

**Checkliste – Allgemeines**

- Schreiben Sie einen netten Willkommensgruß für den neuen Mitarbeiter.
- Setzen Sie ein Foto von Ihrem Krankenhaus auf die Titelseite.
- Erläutern Sie (vielleicht auch grafisch) den Aufbau des Krankenhauses.
- Überlegen Sie: Was gibt es allgemein zu berichten? Disziplinen des Krankenhauses, Funktionsabteilungen, Betriebsstätten, Trägerschaft, Leitbild, Bettenanzahl des Krankenhauses, Zielsetzung des Krankenhauses.
- Nennen Sie den Träger des Krankenhauses.
- Stellen Sie das Organigramm des Krankenhauses dar.

*Inhalte der Informationsbroschüre: Die Personalabteilung*

Der neue Mitarbeiter muss in der Personalabteilung seine persönlichen Unterlagen einreichen. Hier wäre es sinnvoll, die Mitarbeiter mit Foto, Namen und Telefonnummer vorzustellen. So kann der neue Mitarbeiter schon im Vorfeld von zu Hause aus verschiedene Fragen klären.

**Checkliste – Die Personalabteilung**

Hinweis auf einzureichende Unterlagen:

- Personalfragebogen
- Berufsqualifikation
- Lohnsteuerkarte
- Sozialversicherungsausweis
- Bankverbindung
- Geburtsurkunde
- Kindergeldnachweis

- Antrag für vermögenswirksame Leistungen
- Datenschutzerklärung
- Kopie Arbeitsvertrag

Besondere Unterlagen (für ärztliches Personal):
- Facharzturkunde
- Approbationsurkunde
- Rettungsdienstscheine
- Strahlenschutzscheine etc.

Hinweis auf Namensschild:
- Die Ausgabe des Namensschildes an den neuen Mitarbeiter erfolgt am ... Dieses ist während der Dienstzeit von außen sichtbar auf der linken Brustseite zu befestigen.

---

**Quick-Tipp!**
Die aufgeführten Punkte sollten tabellarisch erfasst werden. Auf diese Weise können Sie abgehakt werden, wenn die Unterlagen vorliegen. Mit einem Blick ist erkennbar, was eventuell noch fehlt und nachgereicht werden muss.

*Inhalte der Informationsbroschüre: EDV- und Betriebstechnik*
Auch die Technik ist bei der Organisation einer Neueinstellung betroffen. Oft werden von hier aus EDV-Schulungen geplant, damit der neue Mitarbeiter das hausinterne Betriebssystem kennen lernt. Benutzer-Passwort und EDV-Rechte werden ebenfalls hier vergeben.

In vielen Krankenhäusern existiert eine Info-Wand für Mitarbeiter. Auch neue Mitarbeiter sollten hier vorgestellt werden. In der Technik kann der neue Mitarbeiter fotografiert werden, sodass sein Bild, sein Name und sein Arbeitsplatz kurz vorgestellt werden können.

**Checkliste – EDV und Betriebstechnik**

Notwendige Maßnahmen:

- Schlüsselausgabe für Spinde oder Räume
- Parkausweis ausgeben
- Telefon-PIN für private Telefonate vergeben
- Diktiergeräte, Pieper für ärztliche Mitarbeiter bereitstellen
- EDV-Rechte vergeben
- EDV-Schulung anbieten

*Inhalte der Informationsbroschüre: Betriebsarzt*

Im Krankenhaus ist jeder neue Mitarbeiter durch den Betriebsarzt zu untersuchen. Diese Untersuchungen finden in einem zweijährigen Turnus und bei Dienstaustritt statt. Weiterhin erhalten neue Mitarbeiter wichtige Informationen über den Arbeitsschutz und die Arbeitssicherheit in ihrem Arbeitsbereich.

**Checkliste – Der Betriebsarzt**

Notwendige Maßnahmen:

- Telefonnummer des Betriebsarztes bekannt geben
- Erstellen einer Regelung, wer den Termin bestimmt
- Angabe, wo sich der Betriebsarzt befindet
- Informationen über die Häufigkeit der betriebsärztlichen Untersuchung weitergeben
- Einstellen eines Fotos des Betriebsarztes

*Inhalte der Informationsbroschüre: Betriebsrat/ Mitarbeitervertretung*

Zu allen arbeitsrechtlichen Fragen steht den Mitarbeitern des Krankenhauses der Betriebsrat oder eine Mitarbeitervertretung zur Verfügung. Um dem neuen Mitarbeiter eine Transparenz über die Mitglieder zu geben, empfiehlt es sich, diese ebenfalls mit jeweiligem Foto, Namen, Arbeitsbereich und Telefonnummern in die Informationsbroschüre zu stellen.

*Inhalte der Informationsbroschüre: Cafeteria*

Was im ersten Moment banal erscheint, ist dennoch wichtig. Auch für das leibliche Wohl muss gesorgt sein. Um auch hier eine Wiedererkennung herbeizuführen, sind die Mitarbeiter der Cafeteria ebenfalls zu fotografieren. Ferner ist die Telefonnummer anzugeben.

---

**Checkliste – Die Cafeteria**

Notwendige Angaben:

- Ausgabezeiten
- Büfett
- Menüwahl
- Preisgestaltung

---

*Inhalte der Informationsbroschüre: Wissenswertes von A–Z*

Um weitere Informationen über das Krankenhaus weiterzugeben, sollte der Punkt »A–Z« in der Broschüre implementiert werden. An dieser Stelle könnten Sie ein Brainstorming durchführen. Als Beispiel werden im Folgenden einige interessante Punkte für diesen Teil der Informationsbroschüre aufgeführt:

- Abteilungen und ihre Leitungen inklusive Erreichbarkeit
- Abfallbeseitigung, Brandschutz, Datenschutz, Hygienekommission, Qualitätsmanagement, Strahlenschutz – Wer ist zuständig?
- Innerbetriebliche Fort- und Weiterbildung – Gibt es ein Programmheft? Wo finden die Fortbildungen statt?
- Unfallmeldungen
- Krankmeldungen
- Dienstkleidung

- Dienstzeiten
- Einarbeitungskonzept
- EDV
- Parkmöglichkeiten
- Standards
- Zentralküche u. v. m.

*Inhalte der Informationsbroschüre: Der erste Arbeitstag*

Auf den letzten Seiten der Broschüre sollte der Ablauf des ersten Arbeitstages geschildert werden.

---

**Checkliste – Der erste Arbeitstag**

- Die Begrüßung neuer Mitarbeiter findet immer um 8:00 Uhr im Büro des Geschäftsführers gemeinsam mit dem direkten Vorgesetzten statt. Den weiteren Weg übernimmt der direkte Vorgesetzte allein mit dem Mitarbeiter
- Vorstellen in der Personalabteilung – Erledigung der beschriebenen Punkte
- Vorstellen im eigenen Arbeitsbereich: Team, Mentor
- Einführungsgespräch mit Mentor, Vorgesetzten und neuer Mitarbeiter
- Besichtigung und Vorstellung im Krankenhaus
- Erklären von Einarbeitungskonzept und Einarbeitungsphase

---

Das Layout der Informationsbroschüre ist an die Marketingkriterien der vorhandenen Broschüren des Krankenhauses anzupassen.

**Quick-Tipp!**

Beschreiben Sie die jeweiligen Punkte nicht zu detailliert. Bedenken Sie, dass die Broschüre bei personellen Veränderungen ständig überarbeitet werden muss. Drucken Sie aus diesem Grund nicht zu viele Exemplare vorab aus.

## 2.2 Checkliste für die Personalabteilung

Um die Arbeit der Personalabteilung zu vereinfachen, Sorge zu tragen, dass ausgegebene Schlüssel bei einer möglichen Kündigung auch wieder abgegeben werden, sicherzustellen, dass alle Speisen bezahlt wurden usw. ist es ratsam, auch hier eine Checkliste zu entwerfen.

Die Checkliste wird in der Personalabteilung archiviert. Beim Ausscheiden des Mitarbeiters erhält er diese Checkliste wieder zurück, um die Abschlussuntersuchung zu koordinieren, evtl. Außenstände zu begleichen und die Dienstkleidung sowie Schlüssel abzugeben. Nach Erledigung dieser Wege bekommt der Mitarbeiter seine Unterlagen wie Lohnsteuerkarte etc. wieder ausgehändigt.

**Reminder!**
Die Einarbeitung des neuen Mitarbeiters umfasst zahlreiche Aspekte. Erstellen Sie eine Informationsbroschüre und Cheklisten, die den komplexen Prozess der Einarbeitung vereinfachen. Gewinner werden der neue Mitarbeiter, das Unternehmen und der Patient sein.

**Things to do:**
Um die Einarbeitung möglichst effizient zu gestalten, sollten wiederkehrende Aspekte organisiert und dokumentiert werden.

- Der Einarbeitungsexperte empfiehlt: »Erstellen Sie eine umfassende Informationsbroschüre.«
- Der Einarbeitungsexperte empfiehlt: »Erstellen Sie eine Checkliste für die Personalabteilung.«

**Tab. 1:** Checkliste für die Personalabteilung

| **Diensteintritt** | **Dienstaustritt** |
|---|---|
| **Betriebsarzt** | |
| Einstellungsuntersuchung erfolgt:<br><br>Datum/Unterschrift | Abschlussuntersuchung erfolgt:<br><br>Datum/Unterschrift |
| **Cafeteria** | |
| | Außenstände sind bezahlt:<br><br>Datum/Unterschrift |
| **Dienstbekleidung** | |
| Beschaffung der Dienstkleidung:<br><br>Datum/Unterschrift | Abgabe der Dienstkleidung:<br><br>Datum/Unterschrift |
| **Technik** | |
| Ausgabe von Schlüsseln:<br><br>Schlüsselnummern<br>• Ausgabe von Diktiergeräten<br>• Ausgabe von Pieper<br>• Ausgabe von Parkausweis<br>• Ausgabe von Telefon-PIN<br>• Passwort/Kennwort für PC<br><br>Datum/Unterschrift | Abgabe von Schlüsseln:<br><br>Schlüsselnummern<br>• Abgabe von Diktiergeräten<br>• Abgabe von Pieper<br>• Abgabe von Parkausweis<br>• Abgabe von Telefon-PIN<br>• Passwort/Kennwort für PC<br><br>Datum/Unterschrift |
| **Personalabteilung** | |
| Abgabe der Personalunterlagen:<br>Personalfragebogen<br>Lohnsteuerkarte<br>Sozialversicherungsausweis<br>Bankverbindung<br>Geburtsurkunde<br>evtl. Kindergeldnachweis<br>Antrag auf vermögenswirksame Leistungen<br>Approbationsurkunde<br>Facharzturkunde<br>Rettungsschein<br>Strahlenschutzscheine<br>Kopie des Arbeitsvertrages<br>Namensschild<br>Datenschutzverpflichtung | Die Unterlagen sollen an die folgende Adresse gesandt werden<br><br>Abgabe des Arbeitszeitnachweises erfolgt<br><br>Datum/Unterschrift |

**Quick-Check**

- Nennen Sie die wesentlichen organisatorischen Wege, die ein neuer Mitarbeiter beim Diensteintritt gehen muss.
- Welche Vorteile bringt dem neuen Mitarbeiter ein Informationsmedium?
- Warum sollte die Informationsbroschüre an das hausinterne Marketing angepasst werden (z. B. Logo)?

# Kapitel 3: Vorbereitungen auf den neuen Mitarbeiter

*»Den Stil verbessern, das heißt den Gedanken verbessern«*
Dieses Zitat von Friedrich Nietzsche regt zum Nachdenken an: Ist die Einarbeitung neuer Mitarbeiter bislang konstruktiv verlaufen? Kennen wir nicht auch den harten Konkurrenzdruck untereinander, der in diesen Zeiten immer stärker wird? Sprechen wir nicht immer öfter von einer Professionalisierung der Pflege? Wo fängt bei Ihnen die Profession an? Bezieht Sie sich nur auf die Art der Pflege am Patienten oder ist Profession nicht auch der konstruktive Umgang miteinander? Lösen wir auftretende Konflikte? Oder ist es vielleicht häufiger so, dass wir ihnen aus dem Wege gehen, sie verschweigen, sie ignorieren?

Eine gelungene Einarbeitung neuer Mitarbeiter zeigt sich grundsätzlich auf mehreren Ebenen. In diesem Kapitel werden die personellen Verantwortlichkeiten zur Einarbeitung neuer Mitarbeiter beschrieben. Denn eines ist gewiss: Eine Einarbeitung ist ein ganzheitlicher Prozess, der nicht nur kognitiv zu verstehen ist. Sie berührt nicht nur den Aufbau von fachlichem oder unternehmensspezifischem Wissen und Können, sondern erfordert in hohem Maße die Persönlichkeit des Vorgesetzten und des Mentors.

*Lernziele Kapitel 3*
In diesem Kapitel lernen Sie, wie Sie einen geeigneten Mentor zur Einarbeitung neuer Mitarbeiter bestimmen. Sie erwerben Kenntnisse darüber, wie Sie Informationen über den neuen Mitarbeiter gewinnen und diese so verwenden, dass die Einarbeitung schon im Vorfeld sehr gut geplant werden kann.

**Input-Check – Wesentliche Inhalte**

Für die Einarbeitung neuer Mitarbeiter müssen im Vorfeld viele Informationen fließen. Hier ist es ratsam, schon im Bewerbungsverfahren das Profil des Mitarbeiters mit dem Anforderungsprofil der Stelle zu vergleichen. Auf diese Weise können rechtzeitig eventuelle Defizite ausgeräumt werden. Des Weiteren muss eine personelle Auswahl für die Übernahme der Mentorentätigkeit geplant werden. Nicht jeder Mitarbeiter eignet sich für die Mentorentätigkeit. Hier ist ein besonderes Augenmerk auf die Schlüsselqualifikationen der Mitarbeiter zu legen, um einen geeigneten Mentor zur Einarbeitung neuer Mitarbeiter auszuwählen. Auch die persönliche Ebene darf nicht außer Acht gelassen werden.

## 3.1 Die Rolle des Vorgesetzten

Als Vorgesetzter tragen Sie die Verantwortung für die korrekte und vollständige Eingliederung des neuen Mitarbeiters in den betrieblichen Arbeitsprozess. Es liegt an Ihnen, welchen Eindruck der neue Mitarbeiter von seiner neuen Stelle und dem neuen Unternehmen erhält und wie sich dies auf seine zukünftige Arbeitsmoral auswirkt.

**Reminder!**

Denken Sie daran, dass Sie im Sinne des Unternehmens handeln! Sie sichern sich mit dem Stil Ihrer Einarbeitung eine wertvolle Ressource in Form eines motivierten und engagierten Mitarbeiters.

Eine Einarbeitung für den neuen Mitarbeiter zu planen heißt, schon Wochen vor Eintritt des Mitarbeiters mit der Planung und Vorbereitung zu beginnen. An erster Stelle stehen hier Informationen über den neuen Mitarbeiter.

**Checkliste – Informationen über den neuen Mitarbeiter**

- Wichtige Informationen erhalten Sie aus den Daten der Bewerbungsunterlagen und dem Vorstellungsgespräch. Sie können diese Daten analysieren und somit den voraussichtlichen Kenntnisstand erheben. Wichtig ist dies in Bezug auf mögliche Unterweisungen an den Geräten der Medizintechnik oder in EDV-Schulungsprogrammen. Denken Sie daran, auch der EDV-Beauftragte muss frühzeitig planen!
- Das Protokoll des Vorstellungsgespräches können Sie mit der Stellenbeschreibung abgleichen und dadurch den Soll-Stand ermitteln. Sie erhalten hierdurch ein gutes Profil des neuen Mitarbeiters.
- Überprüfen Sie die Stellenbeschreibung. Ist sie auf dem neuesten Stand?

**Praxis-Check – Einweisung**

In der St. Johannes Krankenhaus GmbH sind neue Medizingeräte eingekauft worden. Alle Mitarbeiter wurden bereits im Rahmen einer Schulung eingewiesen. Vor dem Einstieg des neuen Mitarbeiters (Herr Meier) trifft sich die Stationsleitung Frau Höltken-Schnabel mit der Pflegedienstleitung, um den Kenntnisstand von Herrn Meier zu besprechen. Aus dem Protokoll des Bewerbungsgespräches geht hervor, dass er für die Bedienung der Geräte eine Einweisung benötigt. Frau Höltken-Schnabel nimmt umgehend mit dem zuständigen und geschulten Mitarbeiter Kontakt auf, um eine Einweisung für Herrn Meier zu terminieren.

Aus diesem Beispiel geht hervor, dass auch ein Bewerbungsgespräch sehr gut vorbereitet und ein Protokoll darüber verfasst werden muss. So kann die Planung schon frühzeitig beginnen, damit der neue Mitarbeiter effizient seine Tätigkeit beginnen kann.

**Checkliste – Vorstellungsgespräch**

Name (Bewerber):

Datum des Gespräches:

Teilnehmer:

Bewerbungsunterlagen vollständig: ja ☐ nein ☐

Bezeichnung der vakanten Stelle:

Einsatzort:

Vorgesetzter:

**Geschäftsführung:**

Vorstellung des Unternehmens

Vorstellung des Anforderungsprofils

Fragen aus den Bewerbungsunterlagen:

Erwartungen des Bewerbers:

Ziele des Bewerbers; Pläne über Aus- und Weiterbildungen, Karriere:

Erfahrungen des Bewerbers aus vorheriger Tätigkeit:

Erwartungen an den neuen Mitarbeiter:

Fragen an das Unternehmen:

Persönliches Auftreten des Bewerbers:

sicher ☐ selbstbewusst ☐ gepflegtes Erscheinungsbild ☐

Kommunikationsverhalten: sehr gut ☐ gut ☐ ausreichend ☐
fachlicher Eindruck:

---

Gesprächsergebnis:
Arbeitsvertrag?

ja ☐ Leitbild aushändigen/verschicken
Informationsbroschüre aushändigen/verschicken
Personalabteilung, Betriebsarzt, Technik informieren

nein ☐ Absage formulieren

---

Des Weiteren sollten Sie Folgendes tun:

- Informieren Sie Ihre vorhandenen Mitarbeiter über die personellen Veränderungen.
- Treffen Sie eine Personalauswahl in Bezug auf die Übernahme der Mentorentätigkeit (siehe Kapitel 2.2).
- Geben Sie Ihre gesamten Informationen über den neuen Mitarbeiter an den Mentor weiter.

## 3.2 Die Rolle des Mentors

**Definition**
Als Personalentwicklungsinstrument insbesondere in Führungskreisen bezeichnet Mentoring die Tätigkeit einer erfahrenen Person (Mentorin/Mentor), die ihr Wissen und ihre Fähigkeiten an eine noch unerfahrene Person (Mentee) weitergibt, um diese in ihrer persönlichen und beruflichen Entwicklung innerhalb eines Unternehmens zu fördern. Im Gegensatz zum Coach nimmt die Mentorin bzw. der Mentor keine neutrale Position gegenüber der zu beratenden Person ein, sondern zeichnet sich durch besonderes Engagement aus (http://www.wikipedia.org, 12.10.2005).

Verschiedene Studien haben gezeigt, dass neue Mitarbeiter während ihrer Einarbeitungsphase meist die Nähe einer hierarchisch gleichgestellten Person suchen, um sich in der Arbeitsweise an ihr zu orientieren und sich in betriebsinternen Strukturen belehren zu lassen. Die größere »Intimität« zu einer hierarchisch gleichgestellten Person beeinflusst den Kontakt des neuen Mitarbeiters zu seinem Mentor positiv (vgl. Haufe, 2001). Aus diesem Grund ist ein Mentorensystem in einem Einarbeitungskonzept einzuführen.

**Praxis-Check – Mentor**
In der Ambulante Hauskrankenpflege ProCura GbR übernimmt Schwester Michaela häufig die Rolle der Mentorin. Sie ist sehr einfühlsam, fachlich wissend und kommunikativ. Alle Mitarbeiter, die in der Einarbeitungszeit ihr zur Seite gestellt wurden, haben eine positive Rückmeldung zu diesem Einarbeitungselement gegeben.

Nicht jeder Mitarbeiter eignet sich für eine Mentorentätigkeit. Im besten Falle sollte der Mentor pädagogisch geschult sein, wie es aus der praktischen Krankenpflegeausbildung vom Anlernen der Schüler bekannt ist. Leider ist dieses Optimum nicht immer zu erfüllen. Um ein entsprechendes Eignungsverfahren einzuleiten, kann der Mentor anhand von Schlüsselqualifikationen ausgewählt werden.

### 3.2.1 Schlüsselqualifikationen

Unter Schlüsselqualifikationen wird die soziale, fachliche und methodische Kompetenz eines Mitarbeiters verstanden (vgl. Olfert, 2001).

*Die soziale oder sozial-kommunikative Kompetenz des Mentors*
Sie beinhaltet:

- Kritik- und Konfliktfähigkeit
- Kommunikation
- Teamfähigkeit
- Frustrationstoleranz
- Artikulationsfähigkeit.

Auf der Suche nach einem geeigneten Mentor ergeben sich daraus folgende Fragen:

**Checkliste**

- Kann der Mitarbeiter Kritik annehmen?
- Ist der Mitarbeiter in der Lage, konstruktive Kritik zu äußern?
- Kann der Mitarbeiter Konfliktsituationen erkennen?
- Ist der Mitarbeiter in der Lage zur konstruktiven Konfliktlösung beizutragen?
- Kann der Mitarbeiter belastende Situationen aushalten?
- Kann der Mitarbeiter sich der Situation entsprechend ausdrücken?
- Ist der Mitarbeiter in der Lage, Gesprächssituationen angemessen zu gestalten?
- Ist der Mitarbeiter in der Lage, mit anderen Mitarbeitern konstruktiv zusammenzuarbeiten?

**Reminder!**
Der sozial-kommunikativen Kompetenz wird immer mehr Beachtung geschenkt, vergleichbar der fachlichen Kompetenz eines Mitarbeiters – Tendenz steigend!

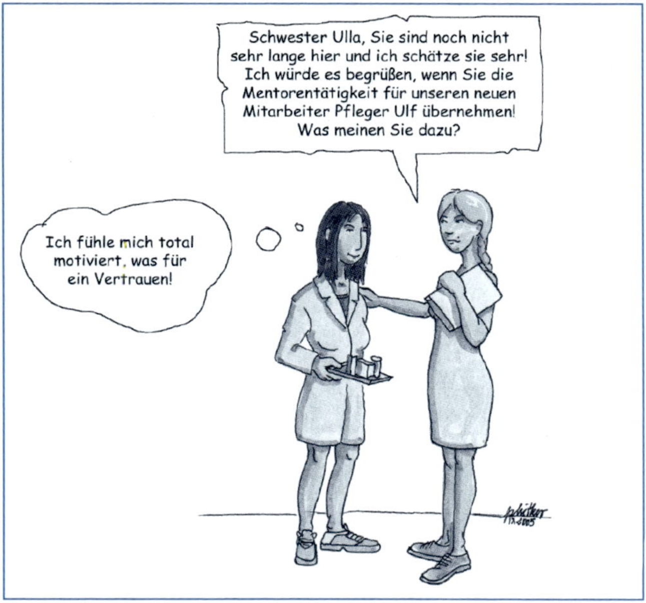
Schwester Ulla, Sie sind noch nicht sehr lange hier und ich schätze sie sehr! Ich würde es begrüßen, wenn Sie die Mentorentätigkeit für unseren neuen Mitarbeiter Pfleger Ulf übernehmen! Was meinen Sie dazu?
Ich fühle mich total motiviert, was für ein Vertrauen!

**Abb. 5:** Gespräch mit dem zukünftigen Mentor

*Die fachliche Kompetenz des Mentors*

Die fachliche Kompetenz besteht aus dem kognitiven Wissen und dem praktischen Können des Mitarbeiters.

Auch hier können Sie zur Wahl eines geeigneten Mentors folgende Fragen anhand einer Checkliste evaluieren:

**Checkliste**

- Wie ausgeprägt sind die Fachkenntnisse des Mitarbeiters?
- Inwieweit wendet der Mitarbeiter seine Fachkenntnisse an?
- Ist der Mitarbeiter stets auf dem aktuellsten fachlichen Stand?

- Aktualisiert der Mitarbeiter sein Fachwissen regelmäßig?
- Kennt der Mitarbeiter gültige Gesetze, Standards, Leitlinien?
- Gibt der Mitarbeiter sein neu erworbenes Fachwissen im Mitarbeiterkreis weiter?
- Inwieweit wendet der Mitarbeiter qualitätssichernde oder auch hygienerelevante Maßnahmen an?

*Die methodische Kompetenz des Mentors*

**Definition**
Bei der methodischen Kompetenz handelt es sich um die Fähigkeit, sich Informationen zu beschaffen und zu verwenden sowie bei Problemen lösungsorientiert vorzugehen (vgl. Olfert, 2001).

Um hier einen adäquaten Mitarbeiter zu bestimmen, sollten Sie folgende Fragen beantworten:

**Checkliste**

- Inwieweit kann der Mitarbeiter Maßnahmen und Handlungen planen und ausführen?
- Ist der Mitarbeiter in der Lage, Probleme zu erkennen und im Rahmen seiner Kompetenz zu lösen?
- Ist der Mitarbeiter in der Lage, notwendige Entscheidungen zu treffen?
- Ist der Mitarbeiter in der Lage, sich notwendige Informationen selbstständig zu beschaffen und auszuwerten?

Sie werden sich vielleicht fragen, warum ein Mentor diese Kompetenzen besitzen sollte. Ein Mentor übernimmt im gesamten Einarbeitungsprozess eine Führungsrolle. Er sollte nicht nur fachlicher Ansprechpartner sein, sondern ist zudem auch für das Arbeitsklima, die Arbeitsfreude und Motivation des neuen Mitarbeiters verantwortlich. Hierzu beschreibt Regnet (Regnet, 1999: 55): »Die Führungskraft der Zukunft befiehlt nicht mehr, sondern ist eine Persönlichkeit, die die Mitarbeiter durch kommunikative Kompetenz sowie eigenes Vorbild motivieren und begeistern kann.«

### 3.2.2 Aufgaben eines Mentors

An dieser Stelle werden prägnante Aufgabenstellungen beschrieben, die in Kapitel 4 im Rahmen des Einarbeitungskonzeptes aufgabenorientiert strukturiert werden.
Der Mentor

- macht den neuen Mitarbeiter mit seinem Arbeitsumfeld bekannt.
- unterstützt den neuen Mitarbeiter bei der Kontaktaufnahme mit seiner Abteilung und anderen wichtigen Ansprechpartnern.
- macht den neuen Mitarbeiter mit den Strukturen und Arbeitsanweisungen der Organisation vertraut.
- steht dem neuen Mitarbeiter in fachlicher sowie in persönlicher Hinsicht zur Verfügung.
- weist den neuen Mitarbeiter in sein Aufgabenfeld ein.
- leitet ihn zu selbstständigem Denken und Handeln an.
- fördert die Leistungsbereitschaft des neuen Mitarbeiters.
- übt konstruktive Kritik bei Fehlleistungen und lobt bei guten Leistungen.
- unterstützt neue Ideen des Mitarbeiters.

### 3.3 Die Rolle des bestehenden Teams

Die Mitteilung, in Kürze einen neuen Kollegen zu bekommen, löst bei den meisten Mitarbeitern im Krankenhaus Skepsis aus. *»Jeder einzelne etablierte Kollege betrachtet regelmäßig seinen Funktionsbereich als Erbhof...«* (Kratz,1997:16). Daher fällt eine Akzeptanz des einzelnen Mitarbeiters gegenüber dem neuen Mitarbeiter nicht immer leicht. Gerade wenn ein beliebter Mitarbeiter aus dem Team ausgeschieden ist, ist dieses Phänomen besonders deutlich zu erkennen.

Des Weiteren sind die täglichen Rituale in der Pflege bekannt. Ob sie Sinn machen oder nicht, sie werden leider viel zu wenig hinterfragt. Oft wird der Satz gesagt: »Das haben wir schon immer so gemacht!«. Bringt der neue Mitarbeiter jedoch aus seiner Erfahrung neue Ideen in das Team, wird er schnell als Konkurrenz gesehen. Ist es denn so schlimm, dass neue Ideen ausgerechnet von einem neuen Mitarbeiter ausgehen? Aus Neuerungen resultieren häufig strukturelle Verbesserungen, die vielen Mitarbeitern dienen. Wenn »frischer Wind von außen« in ein Team gebracht wird, heißt es oft auch den Weg der Veränderung zu gehen. Das ist ganz normal und von der Leitung auch so gewünscht – und zwar ohne jemanden persönlich zu kränken. Daher ist ein Konkurrenzdenken an dieser Stelle völlig unangebracht.

**Quick-Tipp!**
Wertschätzen Sie den Mitarbeiter für seine neuen Ideen und sein Engagement.

**Things to do:**

Die erste Phase der Einarbeitung ist eine besonders sensible Phase. Der Einarbeitungsexperte empfiehlt folgende Maßnahmen, um den Integrationsprozess zu optimieren:

Heißen Sie den neuen Mitarbeiter willkommen!

- Eine kleine Aufmerksamkeit zur Begrüßung, wie z. B. ein Blumenstrauß, ist ein wirksames Mittel, um Vertrauen aufzubauen.
- Lassen Sie den neuen Mitarbeiter erkennen, dass er nicht allein gelassen wird – auch wenn Sie nicht die Mentorentätigkeit übernehmen!
- Lassen Sie den neuen Mitarbeiter aus möglichen Intragruppen-Konflikten heraus! Er wird sich selbst seine Meinung bilden.
- Reflektieren Sie seine neuen Ideen! Bringen sie Ihnen Verbesserungen? Sehen Sie selbst, welch wertvollen Menschen Sie dazu gewonnen haben!
- Sehen Sie den neuen Mitarbeiter nicht als Konkurrenten, sondern als neues gleichberechtigtes Mitglied in Ihrem Team!

**Quick-Check**

- Wo haben Sie die Möglichkeit, sich Informationen über den neuen Mitarbeiter zu beschaffen?
- Was ist im Hinblick auf die Vorbereitung Ihres Teams zu tun?
- Anhand welcher Faktoren können Sie einen geeigneten Mentor für die Einarbeitung des neuen Mitarbeiters bestimmen?
- Welche Aufgaben hat ein Mentor?
- Wozu sollte eine aktuelle Stellenbeschreibung für den neuen Mitarbeiter vorliegen?

# Kapitel 4: Kommunikation und Gesprächsführung im Einarbeitungsprozess

*Der kürzeste Weg zwischen zwei Menschen ist ein Lächeln*

Kommunikation beeinflusst unser Leben in allen Bereichen. Während der Phase der Einarbeitung und Integration eines neuen Mitarbeiters nimmt die Kommunikation eine Schlüsselrolle für den gelungenen Einführungsprozess eines neuen Mitarbeiters ein. Eine gute Informations- und Kommunikationspolitik in einer Organisation und in einem Team wirkt Konflikten entgegen, bietet allen Beteiligten Transparenz und lässt Ziele erkennen (vgl. Kap. 1), und zwar nicht nur die Unternehmensziele, sondern auch die persönlichen Ziele des Mitarbeiters. Durch diese Transparenz wird ein effizientes Arbeiten innerhalb einer Organisation und eines Teams erst möglich.

Seit der Krankenpflegeausbildung bekannt ist das Kommunikationsmodell von Schulz von Thun. Er hebt in seiner Kernaussage hervor, dass eine Nachricht viele Botschaften gleichzeitig enthält. Es gibt einen Sender und einen Empfänger. Eine Nachricht wird nach Schulz von Thun auf vier Ebenen gesendet: Der Sachebene, der Beziehungsebene, der Selbstoffenbarungsebene sowie der Appellebene. Die gleiche Nachricht wird vom Empfänger ebenso auf diesen vier Ebenen empfangen. Das Missverständliche der zwischenmenschlichen Kommunikation beruht demnach auf einer Fehlinterpretation der Botschaft innerhalb der verschiedenen Ebenen. Ein Empfänger muss noch lange nicht die Nachricht auf der Ebene verstehen, auf der sie gesendet wurde (vgl. Schulz von Thun, 1993). Aus diesem Grunde ist es von Bedeutung, die empfangenen Botschaften beim Sender der Nachricht auf Richtigkeit zu hinterfragen. Dieses kann durch aktives Zuhören erfolgen.

Um eine Kommunikationsstörung zu vermeiden, sollte der Sender die Botschaft in der Ich-Form senden. Sagen Sie nicht: »Du gibst mir ein ungutes Gefühl«, sondern: »Ich habe ein ungutes Gefühl, weil ich verunsichert bin«.

Die Überschrift verdeutlicht, dass selbst ein Lächeln Kommunikation ist. Wir können verbal und non-verbal kommunizieren. Aus diesem Grunde ist nicht nur auf das gesprochene Wort zu achten, sondern auch darauf, wie etwas zum Ausdruck gebracht wird. Diese beiden Faktoren müssen stimmig sein (*Kongruenz*).

*Lernziele Kapitel 4*

Sie erlernen in diesem Kapitel die Planung einer guten Besprechung, den Aufbau und Inhalt eines Einführungsgespräches sowie die Durchführung von Feed-back-Gesprächen.

**Input-Check – Wesentliche Inhalte**

Die Kommunikation ist ein wesentlicher Bestandteil des erfolgreichen Einarbeitungsprozesses. Durch sie können Stärken hervorgehoben und Schwächen vermieden werden.

Als erste Orientierung für Vorgesetzte, Mentoren und neue Mitarbeiter steht das Einführungsgespräch als wichtiges Instrument zur Verfügung. Beim Einführungsgespräch werden organisatorische Merkmale sowie gegenseitige Erwartungen geklärt. Jedoch darf die Kommunikation nach dem Einführungsgespräch nicht enden. Für die weitere Sicherstellung, z. B. zur Vermeidung einer Unter- oder Überforderung des neuen Mitarbeiters, müssen während der kompletten Probezeit vier konstruktive und strukturierte Feed-back-Gespräche stattfinden. Die Ergebnisse sind jeweils in einem Protokoll im Einarbeitungskonzept zu dokumentieren. Anhand der Ergebnisse des Feed-back-Gespräches werden weitere Gespräche aufgebaut und Ziele optimiert. Auch die Kriterien des Beurteilungssystems sind in einem Feed-back-Gespräch zu erläutern.

## 4.1 Die Planung einer guten Besprechung

Bevor in den folgenden Punkten auf das Einführungsgespräch und das Feed-back-Gespräch eingegangen wird, sollen kurz wichtige Merkmale einer guten Besprechung erläutert werden. Diese Merkmale können auf jede Form der Gesprächsführung bezogen werden.

**Quick-Tipp!**
Ein Gespräch sollte stets
- partnerschaftlich,
- zielorientiert,
- in einer ruhigen und harmonischen Atmosphäre,
- strukturiert und
- geführt

ablaufen!

Eine partnerschaftliche Gesprächsführung heißt, sein Gegenüber partnerschaftlich zu behandeln. Hier gilt es vor allem, den Gesprächspartner ernst zu nehmen und dies auch zu vermitteln. Ein wesentlicher Punkt dabei ist die *symmetrische Interaktion.*

Das Gespräch muss zielorientiert verlaufen. Deshalb sollten Sie sich im Vorfeld ihrer Ziele bewusst sein und sie notieren. Vor dem Ende des Gespräches sollten Sie abgleichen, ob sie alle Gesprächsziele erreicht haben.

Das Gespräch muss immer in einer ruhigen Atmosphäre durchgeführt werden. Lärm, Hektik und Stress, Telefonanrufe, Einflüsse von außen und Unterbrechungen durch Personen sind zu vermeiden.

Erarbeiten Sie sich für jedes Gespräch eine Struktur im Rahmen eines Maßnahmenkataloges:

**Checkliste – Maßnahmenkatalog einer Besprechung**

- Thema des Gespräches?
- Ziel des Gespräches?
- Wie sollen die Ziele erreicht werden?
- Aufbau des Gespräches?
- Wer nimmt teil?
- Wer moderiert/leitet das Gespräch?
- Zeitpunkt, Dauer und Ort der Besprechung?

## 4.2 Das Einführungsgespräch

Gespräche mit Vorgesetzten, Kollegen, Mentoren, gegebenenfalls auch unterstellten Mitarbeitern stellen laut Umfragen die wichtigsten Einarbeitungshilfen für neue Mitarbeiter dar (vgl. Domsch & Grosser, 1985). Sie geben beiden Parteien notwendige Informationen. Es ist ratsam, dies auch institutionell festzulegen. Da das Einführungsgespräch beiden Seiten eine Orientierung bietet, sollte es möglichst am ersten Arbeitstag des neuen Mitarbeiters terminiert werden.
Gesprächsteilnehmer sind

- Vorgesetzter
- Mentor
- neuer Mitarbeiter

**Reminder!**
Informationen in der Einarbeitungsphase werden stets gebracht und nicht geholt!

Das Einführungsgespräch ist inhaltlich wie folgt aufgebaut:

**Checkliste – Aufbau des Einführungsgespräches**

Vorgesetzter und Mentor
Begrüßung, Vorstellung, Warming-Up

Vorgesetzter
- Vorstellen des (Pflege-)Leitbildes
- Organigramm des Krankenhauses erklären (Einordnung des Arbeitsbereiches in das Unternehmen)
- Erklären der Stellenbeschreibung des neuen Mitarbeiters (Einordnung der Stelle in das Unternehmen)
- Unternehmensziele, Bereichsziele etc. erläutern
- Aufgaben, Anforderungen an den neuen Mitarbeiter
- Erwartungen an den neuen Mitarbeiter
- Arbeitszeiten, Urlaubsregelungen, Teilnahme an innerbetrieblichen Fortbildungen etc.
- Erklären des Beurteilungssystems

Mentor
- Vorstellen des Mentorensystems und des Mentors
- Erklären des Einarbeitungskonzeptes
- Vorstellen des Feed-back-Systems
- Kennenlernen der Organisation und der Mitarbeiter (Vorstellen und Rundgang im Krankenhaus)

Neuer Mitarbeiter
- Erwartungen des neuen Mitarbeiters an Aufgaben, Team, Verantwortungen
- Erläutern der persönlichen Ziele (z.B. Karriere)
- Allgemeine und persönliche Fragen an Vorgesetzten und Mentor

Durch das Einführungsgespräch können der Vorgesetzte und der Mentor ein Profil des neuen Mitarbeiters erstellen. So kann dieser gezielter eingearbeitet werden (vgl. Kap. 2). Sie können als Vorgesetzter auch allein mit dem neuen Mitarbeiter das Gespräch führen. Allerdings müssen dann die gewonnenen Informationen präzise und zeitnah an den Mentor weitergegeben werden.

> **Quick-Tipp!**
> Bedenken Sie, dass jede Informationsweitergabe Fehlerquellen aufweisen kann. Schriftliche Aufzeichnungen helfen, Fehler zu vermeiden und mehr Klarheit herzustellen.

Das Einführungsgespräch soll eine erste Gesprächseinheit darstellen, die durch weitere Feed-back-Gespräche fortgesetzt werden sollte. Es ist also als eine Art Input und Bestandsaufnahme zu verstehen. Wie sich der Einarbeitungsprozess für beide Parteien gestaltet, wird dann in weiteren Gesprächen evaluiert und ggf. korrigiert.

> **Quick-Tipp!**
> Terminieren Sie zum Ende des Einführungsgespräches einen Termin für das erste Feed-back-Gespräch und notieren Sie diesen im Einarbeitungskonzept und in Ihrem Planer!

## 4.3 Das Feed-back-Gespräch

Ein Feed-back (englisch: Rückkopplung) ist in diesem Fall ein Instrument, dem neuen Mitarbeiter Anerkennung auszusprechen, Zufriedenheit zu äußern oder bei Unstimmigkeiten konstruktive Kritik zu äußern – ihm sein Verhalten und seine Leistung zu spiegeln.

Ziel eines konstruktiven Feed-backs ist es, auf bestimmte sachbezogene Verhaltensweisen des Gegenübers Einfluss auszuüben. Es sollte hingegen ausgeschlossen werden, die ganze Person verändern zu wollen. Das konstruktive Feed-back könnte unmittelbar nach jeder Beobachtung kritischen Verhaltens erfolgen. Da Vorwürfe beim Gesprächspartner Rechtfertigungs- und Verteidigungsverhalten erzeugen können, sollten sie vermieden werden. Gibt es Grund zur Kritik, sollten Vorwürfe durch Ich-Botschaften ersetzt werden (vgl. Schuster, 1995).

**Praxis-Check – Feed-back-Gespräch**
Die Pflegedienstleitung der Seniorenresidenz Sonnenstift gGmbH spricht im Feed-back-Gespräch mit einem neuen Mitarbeiter über dessen Verlässlichkeit.

**Falsch:**
»Herr Schmidt, Sie kommen jeden Tag zu spät zum Dienst!«
Herr Schmidt fühlt sich ertappt und will nicht mehr über die Gründe sprechen.

**Richtig:**
»Herr Schmidt, ich bin enttäuscht über Ihre Unpünktlichkeit, gibt es dafür bestimmte Gründe?«

Herr Schmidt wird sich durch die richtige Vorgehensweise sicher eher zum Thema Unpünktlichkeit äußern als in der ersten Variante. Vielleicht gibt es für seine Unpünktlichkeit schwer wiegende Gründe, die zu erfahren sind. Denn um das Problem gemeinsam lösen zu können, sollte der Arbeitgeber darüber in Kenntnis gesetzt werden.

Die Durchführung von Feed-back-Gesprächen in der Einarbeitungsphase hat noch ein wesentliches Ziel: Die Evaluation der Unter- oder Überforderung des neuen Mitarbeiters während der Einarbeitung.

Diese beiden Elemente sind in der Einarbeitung in höchstem Maße zu berücksichtigen! Bei Überforderung des Mitarbeiters leidet die Qualität der erbrachten Leistungen und die Zufriedenheit des Mitarbeiters. Er fühlt sich unterqualifiziert. Im Gegensatz dazu entstehen bei einer Unterforderung beim Beschäftigten Frustration, Gereiztheit. Es kann zu einer »inneren Kündigung« kommen. Meist hat die Unterforderung des Mitarbeiters auch Auswirkungen auf das Arbeitsklima und die sozialen Beziehungen vor Ort.

**Quick-Tipp!**
Sprechen Sie diese Punkte im Feed-back-Gespräch offen an. Nur so können Sie das Entwicklungspotenzial des neuen Mitarbeiters realistisch einschätzen und sich in seiner Einarbeitung darauf konzentrieren.

### 4.3.1 Positives Feed-back – Loben will gelernt sein

Nichts motiviert mehr als ein Lob! Darum loben Sie, wann immer Sie eine gute Handlung bei einem neuen Mitarbeiter wahrgenommen haben. Komplimente und Lob müssen aber ehrlich ausgesprochen werden, denn es geht in der Einarbeitung um Ernsthaftigkeit und dem neuen Mitarbeiter nicht um »fishing for compliments«. Wenn Sie meinen, Sie hätten den neuen Mitarbeiter lange nicht gelobt und müssten dieses »mal eben« tun, haben Sie Grundsätzliches nicht verstanden.

**Checkliste – Loben**

- Geben Sie nie ein Pauschallob ab: »Sie sind so toll!«, sondern eher »Das haben Sie gut gemacht!«
- Bleiben Sie beim Loben ernsthaft, sonst werden Sie eher missverstanden.
- Zeigen Sie positive Konsequenzen aus der Beobachtung einer guten Leistung beim Mitarbeiter auf.
- Loben Sie stets konkretes Verhalten und zwar leistungsbezogen.

### 4.3.2 Regeln für ein konstruktives Feed-back

Geben Sie ein konstruktives und kein destruktives Feed-back.

**Checkliste – Zehn Regeln für konstruktives Feed-back**

- Wer etwas kritisiert, muss dies sachlich und an einem konkreten Sachverhalt begründen können.
- Positive Aspekte müssen beim Feed-back hervorgehoben werden.
- Die Aussagen müssen möglichst an Beispielen verdeutlicht werden.
- Grundsätzliche Diagnosestellungen müssen unterlassen werden (keine Interpretationen!).
- Die eigenen Emotionen müssen verdeutlicht werden (Ich-Form!).
- Das Feed-back muss im Dialog der Beteiligten (nicht im Monolog) stattfinden.
- Das Feed-back muss von beiden Seiten als Hilfe angenommen werden.
- Das partnerschaftliche Gespräch muss von beiden Seiten besonders betont werden.
- Beide Gesprächspartner müssen Offenheit, Toleranz und die Bereitschaft zum Zuhören besitzen.
- Äußern Sie Kritik nie vor Dritten!

Sprechen Sie nach dem Feed-back-Gespräch auch kurz mit ihrem Gesprächspartner über die Kommunikation. Fragen Sie sich und den neuen Mitarbeiter, ob das Gespräch gut verlaufen ist oder ob Sie den Kommunikationsstil verbessern sollten (*Metakommunikation*). Das ist im Hinblick auf folgende Gespräche von großer Bedeutung – für beide Seiten!

**Praxis-Check – Metakommunikation**

In der Seniorenresidenz Sonnenstift gGmbH gibt es eine wichtige Kommunikationsregel. Diese lautet: »Rede auch darüber, wie Du geredet hast!« Damit ist die Metakommunikation gemeint, die in dieser Einrichtung vielfach Anwendung findet und bei allen Mitarbeitern bereits dazu geführt hat, dass viel bewusster und wohl formulierter kommuniziert wird. Die Konsequenz sind deutlich weniger unsachliche Gespräche und deutlich weniger Konflikte. Frühzeitig sprechen Mitarbeiter in einem Streitgespräch an, dass sie sich durch den Kommunikationsstil ihres Gegenübers zum Beispiel angegriffen oder beleidigt fühlen. Eine Rückkehr zu mehr Sachlichkeit ist zu verzeichnen.

## 4.4 Integration der Feed-back-Gespräche in das Einarbeitungskonzept

Überlegen Sie sich wichtige Punkte, die Sie in jedem Fall im Protokoll dokumentieren wollen. Ein Beispiel bietet Ihnen die folgende Checkliste, die im Einarbeitungskonzept ebenfalls zu integrieren ist.

**Checkliste – Feed-back-Gespräch**

Feed-back des Mentors:
(Gespräch über soziales Verhalten, Arbeitsverhalten, Stand der Einarbeitung, beiderseitige konstruktive Kritik)

Feed-back des Mitarbeiters:
(Gespräch über Zufriedenheit, Aufgabenbewältigung, Informationen, Attraktivität, Kommunikation im Team, eigene Empfindungen)

Veränderungswünsche:

Zieloptimierungen:

Mitarbeiter:

Mentor:

Nächstes Feed-back-Gespräch am:

Der Vorteil dieser Checkliste ist, dass das System sehr offen ist und verschiedene Möglichkeiten bietet. Sie können aber die genannten Punkte wie z. B. soziales Verhalten, Arbeitsverhalten, Stand der Einarbeitung auch gesondert aufführen.

Die Zieloptimierungen sind auf die Ziele bezogen, die Sie als Vorgesetzter gemeinsam mit dem neuen Mitarbeiter im Einführungsgespräch getroffen haben. Damit diese Ziele nicht außer Acht gelassen werden, bietet Ihnen dieser Punkt der Checkliste die Möglichkeit, die aufgestellten Ziele zu optimieren. An den Ergebnissen des Gespräches ist beim erneuten Gespräch anzuknüpfen. Es wird empfohlen, mindestens vier regelhafte Feed-back-Gespräche innerhalb der Probezeit zu terminieren.

**Quick-Tipp!**

Besprechen Sie mit dem neuen Mitarbeiter frühestmöglich das Beurteilungssystem. Sie können auch die Beurteilungskriterien für das Feed-back-Gespräch zur Hilfe nehmen. Das führt zu mehr Transparenz für den neuen Mitarbeiter und Sie handeln gemäß dem Arbeitsrecht.

Um das System in das Einarbeitungskonzept zu integrieren, wird empfohlen, die Regeln für Lob und konstruktives Feedback in den Anhang des Einarbeitungskonzeptes zu stellen. So erhalten die beteiligten Personen wichtige Hinweise zur Vorbereitung des Gesprächs.

**Reminder!**

Je offener beide Seiten über die mit der Stellenbesetzung verbundenen Probleme sprechen, desto mehr begründet sich die Teilnahmeentscheidung auf Freiwilligkeit und desto mehr persönlicher Einsatz kann letztendlich erwartet werden (vgl. Kieser, 1985).

**Things to do:**

Gespräche sind ein elementarer Bestandteil der Einarbeitung.

- Der Einarbeitungsexperte empfiehlt: »Kommunizieren Sie wohl formuliert und strukturiert.«
- Der Einarbeitungsexperte empfiehlt: »Sprechen Sie mit ICH und nicht mit MAN.«
- Der Einarbeitungsexperte empfiehlt: »Nutzen Sie die Metakommunikation und reden Sie darüber, wie Sie miteinander reden.«

**Quick-Check**

- Wie bereiten Sie ein Gespräch vor?
- Welche Regeln können Sie für ein konstruktives Feed-back-Gespräch anwenden?
- Warum sollten Sie stets die »Ich-Form« bei der Gesprächsführung anwenden?
- Wozu dient das Einführungsgespräch?

# Kapitel 5: Projektmanagement – ein Einarbeitungskonzept entwickeln

*Auf dem Weg zu einer strukturierten Einarbeitung*

Bisher haben Sie erfahren, dass die Einarbeitungsphase eine bestimmte Struktur erfordert, dass sie von einem Mentor unterstützt werden muss und dass sie einen großen Anteil Kommunikation zwischen dem Vorgesetzten, dem Mentor und dem neuen Mitarbeiter beinhaltet.

Auch wenn wir beabsichtigen, den neuen Mitarbeiter so gut wie möglich zu unterstützen, werden wir diesem Vorsatz aufgrund des Arbeitsalltages oft nicht gerecht. Ein Einarbeitungskonzept hilft Ihnen, die einzelnen Themen bei der Einarbeitung stets vor Augen zu haben. Es hat zudem eine Kontrollfunktion über das, was Sie dem neuen Mitarbeiter gezeigt, erklärt und gelehrt haben. Es bietet Ihnen also eine Reihe von Vorteilen.

Das Thema »Einarbeitung neuer Mitarbeiter« eignet sich sehr gut, um es mithilfe eines strukturierten Projektmanagements zu erarbeiten. Dazu werden in diesem Kapitel die Methoden erläutert.

*Lernziele Kapitel 5*

In diesem Kapitel erlernen Sie, wie ein Einarbeitungskonzept aufgebaut sein kann. Zudem bekommen Sie grobe Einblicke in das Projektmanagement.

**Input-Check – Wesentliche Inhalte**

In diesem Kapitel bekommen sie wertvolle Ideen, die Sie im Projektmanagement zum Erstellen Ihres eigenen Einarbeitungskonzeptes verwerten können. Nun kommt es allerdings darauf an, in welcher Abteilung dieses Konzept genutzt werden soll. Hier muss um Nachsicht gebeten werden, denn für alle Abteilungen in einem Krankenhaus oder für andere Einrichtungen kann kein Einarbeitungskonzept erstellt werden. Es soll aber aufgezeigt werden, wie Sie für Ihren Arbeitsbereich die notwendigen Inhalte zusammenstellen können.

## 5.1 Phasen, Arbeitspakete und Meilensteine eines Projekts

### 5.1.1 Definitionsphase

In der Definitionsphase wird ein Ist-Stand zur Thematik des Projektes erhoben. Daraus bilden Sie Ihre Ziele – den Soll-Zustand. Um die Differenz zwischen Ist und Soll zu schließen, erarbeiten Sie eine Methode zur Zielerreichung. Dazu benötigen Sie motivierte Mitarbeiter, die Sie in einer Projektgruppe mit weiteren Ideen unterstützen. Steht die Projektgruppe mit ihren Mitgliedern fest, sollten Sie grob planen, wie viele Sitzungen (Stunden) Sie für dieses Projekt vorsehen. Sind alle Fakten in diesem Falle zusammengetragen, können Sie die Kosten des Projekts ermitteln. Die Definitionsphase schließt mit der Vergabe des Projektauftrages ab.

Alle speziellen Vereinbarungen und Vorgaben zwischen dem Auftraggeber und den Auftragnehmern des Projektes müssen in einem schriftlichen Projektauftrag festgehalten werden. Oftmals stößt dies auf Unmut, wie Sie in der unten stehenden Karikatur erkennen können (vgl. Abb. 6).

Dennoch bietet Ihnen diese Vorgehensweise mehrere offensichtliche Vorteile:

- Durch einen schriftlichen Projektauftrag wird Ihr Projekt verbindlich.
- Ein schriftlich dokumentierter Projektauftrag beugt auftretenden Missverständnissen während des Projektverlaufes vor.
- Der Projektauftrag bietet Ihnen die Grundlage für Ihr Projekt sowie für Ihre Projektevaluation.
- Der Projektauftrag beinhaltet eine klare Zielsetzung im Hinblick auf die zu erreichenden Ergebnisse (Sachziel, Kostenziel, Terminziel).

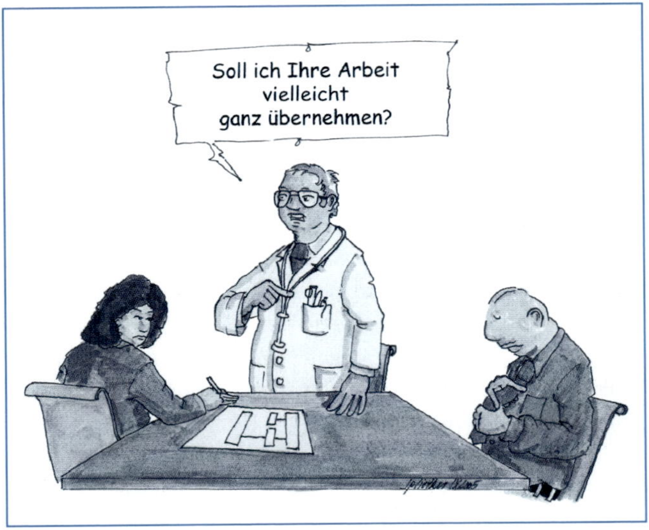


**Abb. 6:** Vergabe des Projektauftrages

### 5.1.2 Planungsphase

Nach der Vergabe des Projektauftrages gehen Sie in die Planungsphase über. Alles, was Sie in der Definitionsphase grob geplant haben, konkretisieren Sie jetzt in der Feinplanung. Verantwortlichkeiten («Wer macht was?«) werden nun bis in die Tiefe durchdacht. Das Projekt wird in Arbeitspakete strukturiert. Sie legen Terminziele (Wann sollen die einzelnen Arbeitspakete abgeschlossen sein?) und *Meilensteine* fest. Eine mögliche Struktur im Falle eines Einarbeitungskonzeptes bietet Ihnen Tabelle 2.

Des Weiteren müssen Sie in der Planungsphase die Risiken Ihres Projektes durchdenken, gegen die Sie stets gewappnet sein müssen. Risiken können zum Beispiel das Nichteinhalten Ihrer Zeitplanung oder Konflikte innerhalb Ihrer Projektgruppe sein.

Schnittstellen – also die Bereiche, die Sie mit Ihrem Projekt berühren und die nicht in Ihren eigentlichen Arbeitsbereich fallen – sind in höchstem Maße zu berücksichtigen. Schnittstellen zur Thematik Einarbeitung sind zum Beispiel die Kommunikation zwischen Mentor, Team und allen anderen Mitarbeitern. Eine weitere Schnittstelle ist die Personalauswahl (vgl. Kap. 2). Auch hier müssen Sie darauf achten, ob alle notwendigen Maßnahmen im Vorfeld getroffen sind.

**Praxis-Check – Entwicklung eines Einarbeitungskonzeptes**
In der St. Johannes Krankenhaus GmbH war die Qualitätsmanagementbeauftragte für die Entwicklung eines Einarbeitungskonzeptes verantwortlich. Ein detaillierter Projektplan und ständige Rückmeldungen an die Geschäftsführung sicherten den Erfolg des Projekts.

**Tab. 2:** Feinplanung des Projekts

| Arbeitspaket/Thema | Terminziel | Meilensteine |
|---|---|---|
| **Definitionsphase** | | Abschluss der Definitionsphase |
| **Planungsphase** | | Abschluss der Planungsphase |
| **Realisierungsphase**<br>Erarbeiten der Arbeitspakete<br><br>Erstellung des Einarbeitungskonzeptes:<br>Struktur und Aufbau des Konzeptes<br>Tätigkeitsbezogene Arbeitsanalyse<br>Mentorensystem<br>Aufgabenbeschreibung Mentor/Vorgesetzte<br>Integration Feedback-Gespräche<br><br>Konzipieren der Evaluationsbögen<br><br>Umsetzung und Evaluation | | <br>Fertigstellung der Einarbeitungskonzepte<br><br><br><br><br><br><br><br>Fertigstellung der Evaluationsbögen<br><br>Abschluss der Einarbeitung<br>Evaluation |
| **Abschlussphase** | | Abschluss des Projektes |

### 5.1.3 Realisierungs- und Abschlussphase

In der Realisierungsphase werden nun die in der Tabelle aufgelisteten Arbeitspakte systematisch abgearbeitet und vorgestellt. Das Mentorensystem und die Aufgaben der an der Einarbeitung beteiligten Personen wurden bereits in Kapitel 3 beschrieben. Mit der Umsetzung aller Punkte wird die Abschlussphase erreicht (vgl. Kap. 5.4 und 5.5). Das Projekt wird beendet und die Projektgruppe aufgelöst.

## 5.2 Struktur und Aufbau des Einarbeitungskonzeptes

Auch das Einarbeitungskonzept bekommt ein Vorwort. Dieses Vorwort enthält nochmals einen Willkommensgruß und eine kurze inhaltliche Beschreibung der Einarbeitungsphase und des Gesamtkonzepts der Integration. An diesem Punkt ist auch das Mentorensystem zu erläutern.

Auf der ersten Seite des Konzeptes stehen die Daten des neuen Mitarbeiters sowie Name des Mentors, Fachabteilung, Telefonnummer, der Einarbeitungszeitraum, Datum des Einführungsgespräches und die im Einführungsgespräch festgelegten Ziele des Mentors und des neuen Mitarbeiters. Nach und während des Einführungsgespräches können Sie das Profil des neuen Mitarbeiters ermitteln und schriftlich fixieren. Eine Zeile für Empfehlungen sollte vorgesehen werden, da an diese Empfehlungen des Mentors im ersten Feed-back-Gespräch angeknüpft werden kann. Der Termin des ersten Feed-back-Gespräches wird ebenfalls dokumentiert. Er sollte in den ersten drei Wochen erfolgen. Des Weiteren muss ein Termin für das Beurteilungsgespräch geplant werden. Sicher denken Sie jetzt, dass es dafür an dieser Stelle noch zu früh ist, aber es schafft eine gute

Transparenz für den neuen Mitarbeiter. Insgesamt wird die erste Seite folgendermaßen erscheinen können:

**Einarbeitungskonzept: 1. Seite**

**St. Johannes Krankenhaus GmbH**
**Einarbeitungskonzept**

Name Mitarbeiter(in): __________

Name Mentor: __________

Fachabteilung/Telefon: __________

Einarbeitungszeitraum: __________

Einführungsgespräch am: __________

Ziele des/der Mitarbeiters(in): __________

Ziele des Mentors: __________

Profil des/der Mitarbeiters(in): __________

Empfehlungen des Mentors: __________

Termin erstes Feed-back-Gespräch (nach 3 Wochen): __________

Termin Beurteilungsgespräch: __________

**Abb. 7:** Einarbeitungskonzept: 1. Seite

Auf der zweiten Seite des Konzeptes wäre es sinnvoll, den ersten Arbeitstag detailliert zu beschreiben. Hier bietet das Konzept auch inhaltlich eine gute Struktur für das Einführungsgespräch.

| **Einarbeitungskonzept: 2. Seite**<br>**Der erste Arbeitstag:** | | |
|---|---|---|
| **Tätigkeiten** | Erklärt: | |
| | Datum | Hand-zeichen |
| **Leitbild** | | |
| **Organigramm des Krankenhauses** | | |
| **Stellenbeschreibung** | | |
| **Besprechungen/Kommunikation/Information** | | |
| **Dienstzeiten** | | |
| **Dienstplanprogramm** | | |
| **KIS/EDV-Dokumentation** | | |
| **Krankmeldungen** | | |
| **Unfallmeldungen/Unfallwesen** | | |
| **Hygienepläne** | | |
| **QM-Handbuch/Organisationshandbuch** | | |
| **Beauftragtenwesen** | | |
| Brandschutz | | |
| Arbeitsschutz/-sicherheit | | |
| Abfall | | |
| Hygiene | | |
| Datenschutz | | |
| Gremien im Krankenhaus | | |
| Innerbetriebliche Fortbildung | | |
| **Telefon- und Pieperliste** | | |
| Erklären und Durchführen eines Rufes | | |
| **Pflegesystem/Pflegemodell/ Pflegedokumentation** | | |

**Abb. 8:** Einarbeitungskonzept: 2. Seite

Die Themen werden schriftlich in einer Tabelle fixiert. Um die besprochenen Themen zu kennzeichnen, empfiehlt es sich, eine Spalte »Erklärt, Datum und Handzeichen« einzubauen. So haben beide Parteien einen guten Überblick über den Stand der erbrachten Informationen.

Nach der Darstellung des ersten Arbeitstages folgt der Punkt »Spezielle Einweisung in die Abteilung«. Diese Einweisung sollte nicht weiter in ein Schema, wie z. B. zweiter und dritter Tag, gepresst werden, da jede Einarbeitung und jeder neue Mitarbeiter individuell gesehen werden müssen. Je individueller und abgestimmter die Einarbeitung verläuft, umso mehr Konflikte können vermieden werden, insbesondere Konflikte, die durch eine Über- und Unterforderung entstehen (vgl. Kap. 1).

Der Einbau eines Stufenplanes in die spezielle Einweisung bietet sich hier als Kontrollfunktion sehr gut an. Als Punkte für den Stufenplan können Sie:

- erklärt
- durchgeführt
- Handzeichen: Mentor und Mitarbeiter

einfügen. Eine weitere Möglichkeit für den Aufbau des Stufenplanes stellt die *TWI-Methode* dar (vgl. Kratz, 1997):

- vorbereiten
- demonstrieren und erklären, zeigen, erläutern
- selbstständig durchführen und erklären lassen, korrigieren
- allein weiterarbeiten lassen, Ergebnisse kontrollieren.

Bei der Einarbeitung eines erfahrenen Kollegen reicht die oben dargestellte Weise völlig aus. Die zweite Darstellung des Stufenplans wird eher in der Schüleranleitung eingesetzt.

Für die spezielle Einweisung in die Abteilung benötigen Sie jetzt eine Auflistung der verschiedenen Arbeitsaufgaben, die dort durchgeführt werden. Diese können Sie im Rahmen einer tätigkeitsbezogenen Arbeitsanalyse erfassen.

**Quick-Tipp!**

- Überlegen Sie, welche »Pflichtlektüre« in Ihrem Haus existiert. Gibt es Hygienepläne, Pflegestandards, Organisationshandbücher etc.?
- Setzen Sie sich mit einem Stufenplan auseinander!
- Achten Sie auf die Zeitplanung in Ihrem Projekt!
- Geben Sie die Ergebnisse an den Auftraggeber weiter!

## 5.3 Arbeitsanalysen

**Definition**

Eine Arbeitsanalyse besteht aus einer genauen Studie der verschiedenen Anforderungen und Komponenten einer zu verrichtenden Arbeit, der Arbeitsbedingungen, der Pflichten und der dazu notwendigen Qualifikationen (Weinert, 1998).

Arbeitsanalysen beinhalten folgende Ebenen:

- Aufgabenebene
- Verhaltensebene
- Eigenschaftsebene.

Bei der hier relevanten Aufgabenebene der Arbeitsanalyse findet eine systematische Bewertung von Arbeitsaufgaben in ihrer Bedeutung, Häufigkeit und Schwierigkeit statt. Die Durchführung der tätigkeitsbezogenen Arbeitsanalyse kann ebenfalls für das Konzipieren von Stellenbeschreibungen in den jeweiligen Abteilungen genutzt werden oder auch zur Durchführung von Arbeitsproben. So bildet die tätigkeitsbezogene Arbeitsanalyse ein Kernelement, das nicht nur für das Einarbeitungskonzept dienlich ist. Die Tätigkeiten aus der Arbeitsanalyse werden am Beispiel einer chirurgischen Station in der folgenden Abbildung veranschaulicht.

| **Einarbeitungskonzept<br>Spezielle Einweisung in die Abteilung Chirurgie** | | | | | | |
|---|---|---|---|---|---|---|
| Tätigkeit | erklärt | durchgeführt | | | Handzeichen | |
| | ja | ja | mit Hilfe | selbstständig | Mentor | Mitarbeiter |
| Notfall/Auslösen der Notfallkette | | | | | | |
| Aufnahme eines Patienten | | | | | | |
| Vitalzeichenkontrolle | | | | | | |
| Standard Hüft-TEP | | | | | | |
| Vorbereitung zur OP Hüft-TEP | | | | | | |
| Rasur | | | | | | |
| Verhaltensmaßnahmen nach OP | | | | | | |
| Überwachung des Patienten | | | | | | |
| postoperative Pflege bei Hüft-TEP | | | | | | |
| Mobilisation | | | | | | |
| Luxationsprophylaxe | | | | | | |
| Thromboseprophylaxe | | | | | | |
| Pneumonieprophylaxe | | | | | | |
| Dekubitusprophylaxe | | | | | | |
| Soor/Parotitisprophylaxe | | | | | | |
| Kontrakturenprophylaxe | | | | | | |
| Lagerung bei Hüft-TEP | | | | | | |
| usw. | | | | | | |

**Abb. 9:** Einarbeitungskonzept – Spezielle Einweisung in die Abteilung Chirurgie

**Quick-Tipp!**
Nehmen Sie die Pflegestandards der betreffenden Abteilung zur Hilfe. So können Sie die Tätigkeiten/Pflegehandlungen genau aufschlüsseln.

Nach der speziellen Einweisung folgt im nächsten Punkt die organisatorische Einweisung.

| **Einarbeitungskonzept<br>Organisatorische Einweisungen und Informationen** | | | | | | |
|---|---|---|---|---|---|---|
| Tätigkeit | erklärt | durchgeführt | | | Handzeichen | |
| | ja | ja | mit Hilfe | selbstständig | Mentor | Mitarbeiter |
| **Krankenhausdienste:** | | | | | | |
| Technischer Dienst | | | | | | |
| Reinigungsdienst | | | | | | |
| Konsiliardienst | | | | | | |
| Hol- und Bringdienst | | | | | | |
| **Patientenservice:** | | | | | | |
| Bücherei | | | | | | |
| Telefon/TV | | | | | | |
| Fußpflege | | | | | | |
| Friseur | | | | | | |
| Patientencafeteria | | | | | | |
| Seelsorge | | | | | | |
| **Bestellwesen:** | | | | | | |
| Kostenstelle | | | | | | |
| Einmalartikel | | | | | | |
| Medikamente | | | | | | |
| Bürobedarf | | | | | | |
| Essen/Getränke | | | | | | |
| usw. | | | | | | |

**Abb. 10:** Einarbeitungskonzept – Organisatorische Einweisungen und Informationen

Nachdem Sie alle Tätigkeiten in den jeweiligen Kategorien eingefügt haben, fehlt nun noch die Implementierung des Feedback-Systems.

In der Einarbeitungsphase sind ca. vier Feed-back-Gespräche zu führen. Daher sollten Sie die im Kapitel 4 aufgeschlüsselten Protokolle entsprechend im Einarbeitungskonzept integrieren.

Die Aufgaben der jeweiligen an der Einarbeitung beteiligten Personen sind im Anhang des Einarbeitungskonzeptes zu hinterlegen. So können Sie stets darauf verweisen.

**Quick-Tipp!**
Setzen Sie sich mit Ihrem Projektteam zusammen und erfassen Sie die Tätigkeiten auf den Stationen!
Bringen Sie die Tätigkeiten in eine logische Reihenfolge!
Achten Sie auf Ihre Zeitplanung im Projekt!
Geben Sie Ihre Ergebnisse an den Auftraggeber weiter!

## 5.4 Umsetzung und Evaluation der Einarbeitung

Nachdem Sie das Einarbeitungskonzept fertig gestellt haben, folgen nun Umsetzung und Überprüfung. Bekanntermaßen stellen sich durch die Umsetzung die besten Verbesserungsvorschläge heraus.

Nach der Umsetzung der Einarbeitungsphase mit dem Einarbeitungskonzept müssen Sie die gesamte Phase evaluieren, d.h., den gesamten Prozess bewerten. Hierzu bietet sich die Konzipierung eines Evaluationsbogens an. Die Evaluation sollte sowohl seitens des Mentors als auch seitens des Mitarbeiters erfolgen, da selbstverständlich verschiedene Sichtweisen vorliegen und bewertet werden müssen.

Die Evaluation könnte in Form eines Interviews verlaufen. Als Medium stehen Ihnen nachfolgende Bögen zur Verfügung.

**Evaluationsbogen nach der Einarbeitungsphase – Mentor**

Das Einarbeitungskonzept soll kein starres Gebilde darstellen. Deshalb bitten wir Sie, die Einarbeitungsphase und das Einarbeitungskonzept zu reflektieren und zu bewerten. Bitte bewerten Sie nach dem Schulnotensystem von 1 (sehr gut) bis 6 (ungenügend).

1. Der Aufbau des Einarbeitungskonzeptes war:

| 1 | 2 | 3 | 4 | 5 | 6 |
|---|---|---|---|---|---|
| ☐ | ☐ | ☐ | ☐ | ☐ | ☐ |

Begründung: ______________________________

______________________________

2. Die Anzahl der vorgegebenen Feed-back-Gespräche war:

| 1 | 2 | 3 | 4 | 5 | 6 |
|---|---|---|---|---|---|
| ☐ | ☐ | ☐ | ☐ | ☐ | ☐ |

Begründung: ______________________________

______________________________

3. Die Inhalte des Einarbeitungskonzeptes waren:

| 1 | 2 | 3 | 4 | 5 | 6 |
|---|---|---|---|---|---|
| ☐ | ☐ | ☐ | ☐ | ☐ | ☐ |

Begründung: ______________________________

______________________________

4. Anregungen und Verbesserungsvorschläge für das Einarbeitungskonzept und/oder die Einarbeitungsphase:

______________________________

______________________________

Datum und Unterschrift des Mentors ______________

**Abb. 11:** Evaluationsbogen nach der Einarbeitungsphase – Mentor

**Evaluationsbogen nach der Einarbeitungsphase – Mitarbeiter**

Das Einarbeitungskonzept soll kein starres Gebilde darstellen. Deshalb bitten wir Sie, die Einarbeitungsphase und das Einarbeitungskonzept zu reflektieren und zu bewerten. Bitte bewerten Sie nach dem Schulnotensystem von 1 (sehr gut) bis 6 (ungenügend).

1. Die Kommunikation während der Einarbeitungsphase war:

| | 1 | 2 | 3 | 4 | 5 | 6 |
|---|---|---|---|---|---|---|
| im eigenen Arbeitsbereich | ☐ | ☐ | ☐ | ☐ | ☐ | ☐ |
| bereichsübergreifend | ☐ | ☐ | ☐ | ☐ | ☐ | ☐ |
| Geschäftsleitung | ☐ | ☐ | ☐ | ☐ | ☐ | ☐ |

2. Die individuelle Betreuung durch den Mentor war:

| 1 | 2 | 3 | 4 | 5 | 6 |
|---|---|---|---|---|---|
| ☐ | ☐ | ☐ | ☐ | ☐ | ☐ |

Begründung: ____________________

____________________

3. Die Einarbeitung anhand des Einarbeitungskonzeptes war:

____________________

____________________

____________________

4. Der Einarbeitungszeitraum von 5 Monaten war:
   ☐ zu kurz   ☐ ausreichend   ☐ zu lang

5. Wurden Ihre Ziele berücksichtigt? ☐ ja   ☐ nein

6. Anregungen und Verbesserungsvorschläge für das Einarbeitungskonzept und/oder die Einarbeitungsphase:

____________________

____________________

Datum und Unterschrift ____________________

Dieser Bogen wird nach der Evaluation der Pflegedienstleitung übergeben.

**Abb. 12:** Evaluationsbogen nach der Einarbeitungsphase – Mitarbeiter

Auch wenn die Evaluation der Einarbeitung mit diesem Bogen vorerst vollzogen ist, ist sie dennoch nicht abgeschlossen. Ein neuer Mitarbeiter muss auch in das bestehende Team integriert werden.

Damit die Integration auch stets im Sinne des Mitarbeiters erfolgt, sind weiterhin Mitarbeitergespräche zu führen. Diese sollte der direkte Vorgesetzte durchführen. Nach Abschluss der Einarbeitungsphase muss der Mitarbeiter weiter gefördert werden. Also sollten auch Fördergespräche stattfinden. Der neue Mitarbeiter hat im Einführungsgespräch vermutlich Wünsche hinsichtlich Fort- und Weiterbildungen geäußert sowie seine Karriereplanung offenbart. Diesen Vorstellungen sollten Sie weitest gehend entsprechen. Sie erhalten sich damit einen engagierten und motivierten Mitarbeiter, der Sie mit seiner kontinuierlich hohen Leistungsbereitschaft belohnt.

**Quick-Tipp!**

- Reflektieren Sie die Ziele der Einarbeitung!
- Setzen Sie diese Ziele in den Evaluationsbogen ein!
- Planen Sie weitere Gespräche mit dem eingearbeiteten Mitarbeiter (Mitarbeitergespräche, Fördergespräche)!
- Achten Sie auf Ihre Zeitplanung im Projekt!
- Geben Sie Ihre Ergebnisse an den Auftraggeber weiter!

Die Realisierungsphase ist mit dem Abschluss der Arbeitspakete und der Abnahme der Ergebnisse beim Projektauftraggeber abgeschlossen. Sie müssen jedoch während der gesamten Phase die Zeitplanung im Auge behalten und eine Steuerung bei Abweichungen vom Projektplan vornehmen.

**Reminder!**
Stellen Sie das Beurteilungssystem in den Anhang des Einarbeitungskonzeptes. So bietet es dem neuen Mitarbeiter sehr früh Transparenz über die Beurteilungskriterien.

## 5.5 Der Projektabschluss

Nach Abschluss der Realisierungsphase haben Sie die Aufgabe, einen Projektabschlussbericht zu verfassen, die Teammitglieder in das ursprüngliche Team zu integrieren und damit das Projekt aufzulösen.

Der Abschlussbericht enthält folgende Daten:

**Checkliste – Abschlussbericht**

- Projektleiter
- Ziel
- Projektstruktur
- Beschreibung der Leistung
- wichtige Ereignisse/kritische Momente
- Kosten des Projektes
- Abnahme des Projektes
- Unterschrift

Jetzt haben Sie nur noch eine wichtige Aufgabe vor sich: die Vorstellung Ihrer Ergebnisse in den Leitungs- und Teambesprechungen (vgl. Abb. 13).

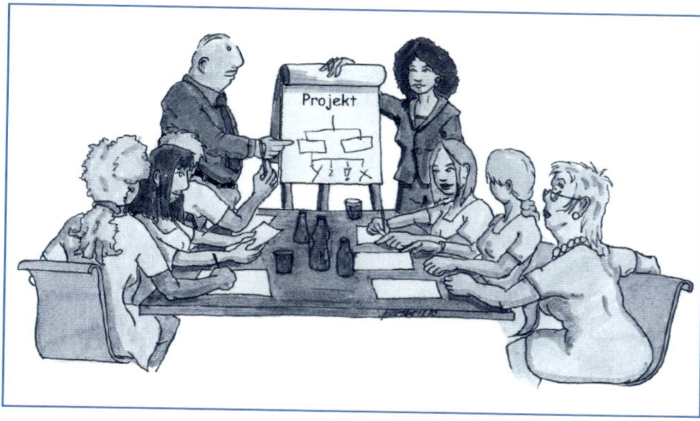


**Abb. 13:** Präsentation des Projektergebnisses

Sie werden sicher viel Lob für Ihr Projektergebnis in Form eines vollständigen Einarbeitungskonzeptes ernten, und zwar nicht nur von den Leitungskräften und Mentoren, sondern vor allem auch von allen neuen Mitarbeitern, die nach Ihrem Konzept besser eingearbeitet werden.

**Quick-Tipp!**
Planen Sie ein kleines Abschlussfest für das Projektteam. Auf diesem Weg fühlen sich die Teammitglieder belohnt und sind offen für neue Projekte.

**Praxis-Check – Abschlussfeier**
Die Qualitätsmanagementbeauftragte der St. Johannes Krankenhaus GmbH hat zusammen mit einem Projektteam ein Einarbeitungskonzept entwickelt. An dem Projektteam waren zwei Stationsleitungen, zwei Mentoren, die Pflegedienstlei-

tung und sie selbst beteiligt. Für heute Abend ist ein gemeinsames Abendessen geplant, da das umgesetzte Konzept von den ersten neuen Mitarbeitern, die danach eingearbeitet wurden, als ausgesprochen gut beurteilt wurde und auch die Geschäftsführung das Ergebnis begrüßt.

**Things to do:**

- Die Erstellung eines Einarbeitungskonzeptes ist eine komplexe Aufgabe.
- Der Einarbeitungsexperte empfiehlt: »Nutzen Sie für die Entwicklung eines Einarbeitungskonzepts einen so genannten Meilensteinplan.«
- Der Einarbeitungsexperte empfiehlt: »Nutzen Sie zur Einarbeitung hilfreiche Checklisten.«

**Quick-Check**

- Wie strukturieren Sie das Einarbeitungskonzept?
- Was verstehen Sie unter einer Arbeitsanalyse?
- Warum ist der schriftliche Projektauftrag wichtig?
- Welche Daten gehören in den Projektabschlussbericht?
- Wie verläuft eine gelungene Evaluation?
- Warum ist es wichtig, zum Ende des Projektes mit den Teammitgliedern den Erfolg zu feiern?

# Kapitel 6:
# Goldene Regeln in der Einarbeitungsphase

Möchten Sie Ihre neuen Mitarbeiter frühzeitig an Ihr Unternehmen binden, beachten Sie die folgenden sieben goldenen Regeln:

**7 goldene Regeln**

1. Der neue Mitarbeiter ist im Moment der wichtigste Partner.
2. Bedenken Sie, dass Sie durch Ihre Einarbeitung nicht nur das Unternehmen, sondern auch sich selbst präsentieren.
3. Versuchen Sie stets, sich die Phasen der Einführung vor Augen zu führen.
4. Versuchen Sie, für die ersten Tage einen Mentor komplett für die Einarbeitung abzustellen.
5. Sprechen Sie Konflikte stets zeitnah und offen an.
6. Sorgen Sie für den Informationsfluss.
7. Setzen Sie sich mit der Karriereplanung des neuen Mitarbeiters auseinander.

*1. Regel: Der neue Mitarbeiter ist im Moment der wichtigste Partner*

Sie arbeiten gerade einen motivierten und engagierten Mitarbeiter ein. Behandeln Sie ihn partnerschaftlich. Das heißt nicht freundschaftlich, sondern respektvoll. Auf diese Weise wird er Ihnen auch weiterhin zur Verfügung stehen.

*2. Regel: Bedenken Sie, dass Sie durch Ihre Einarbeitung nicht nur das Unternehmen, sondern auch sich selbst präsentieren*

Eine gute Einarbeitung sichert auch Ihr Image nach außen. Entwickelt sich der neue Mitarbeiter kompetent weiter, ist das auch Ihr Verdienst.

*3. Regel: Versuchen Sie stets, sich die Phasen der Einführung vor Augen zu führen*

In der Beschreibung der Phasen innerhalb der Einführung neuer Mitarbeiter sind die psychologischen Aspekte sehr transparent geworden. Versuchen Sie, sich in diese Lage zu versetzen und geben Sie ihnen die Empathie, die sie brauchen.

*4. Regel: Versuchen Sie, für die ersten Tage einen Mentor komplett für die Einarbeitung abzustellen*

Auch wenn es der Dienstplan nicht zulässt. Man darf nicht nur erwarten, sondern muss erst einmal investieren, um etwas zu bekommen.

*5. Regel: Sprechen Sie Konflikte stets zeitnah und offen an*

Nichts ist so schlimm, wie Vermutungen und Interpretationen, weil man im Dunkeln tappt. Durch fehlende Kommunikation sind Konflikte vorprogrammiert – also nutzen Sie das konstruktive Feed-back!

*6. Regel: Sorgen Sie für den Informationsfluss*

Fehlende Informationen bringen Misstrauen. »Tratsch und Klatsch« sind oft die Folgen. Informationen schaffen Vertrauen. Mit transparenten Zielen lassen sich Methoden finden, wie sie diese auch erreichen.

*7. Regel: Setzen Sie sich mit der Karriereplanung des neuen Mitarbeiters auseinander*

Die Bemühungen um den neuen Mitarbeiter in der Einarbeitungsphase dürfen nicht mit Bestehen der Probezeit enden. Der Mitarbeiter hat eigene Ziele, die Sie als Vorgesetzter mittragen sollten. Schauen Sie, für welche Laufbahn er sich eignet und helfen Sie ihm, seine Karriereziele zu erreichen!

# Kapitel 7:
# Fazit

*Die gelungene Einarbeitung*

Die Methoden zur Umsetzung der Personalentwicklung im Gesundheitswesen bieten eine hohe Bandbreite. Sie lassen erkennen, dass Personalentwicklung bei der Einstellung neuer Mitarbeiter beginnt. Eine Einarbeitung kann dann als erfolgreich angesehen werden, wenn der neue Mitarbeiter am Ende dieses Prozesses die mit seiner Stelle verbundenen Aufgaben beherrscht, Wissens- und Fähigkeitsdefizite ausgeglichen sowie Loyalität zum Unternehmen entwickelt hat und mit der Unternehmenskultur und seinen Werten vertraut ist.

Der neue Mitarbeiter sollte nicht »ins kalte Wasser geworfen«, unter- oder überfordert werden, sondern eine konstruktive Einarbeitung erfahren. Ein strukturiertes Einarbeitungskonzept mit integrierten regelmäßigen Feed-back-Gesprächen ist als Leitfaden zu empfehlen. Ferner kann die Einarbeitung konstruktiv verlaufen, wenn ein Mentor dem neuen Mitarbeiter zur Seite steht. Er kann durch die regelmäßige Kommunikation mit dem neuen Mitarbeiter Konflikten vorbeugen und Ziele optimieren. Hierdurch wird eine Vertrauensbasis geschaffen. Diese wiederum steigert die Motivation des Mitarbeiters und lässt eine Bindung an das Unternehmen entstehen.

Die mitarbeiterorientierte Einarbeitung sollte das alleinige Ziel der Maßnahme sein. Aus Unternehmersicht sind hier vor allem die Kosten einer adäquaten Einarbeitungsphase im Auge zu behalten. Diese würden bei schlechter Einarbeitung oder sogar hoher Fluktuation steigen.

Bei aller Hektik und Stress in der heutigen Zeit hart umkämpfter Märkte darf die Human-Ressource Mensch nicht vergessen werden. Mitarbeiter, die sich mit ihrem Unternehmen identifizieren und die eine Wertschätzung erfahren, sind bereit, neue Wege zu gehen – und zwar mit Ihrem Unternehmen!

# Glossar

**Brainstorming** In einer heterogenen Gruppe von 5–7 Personen werden von einem Moderator Ideen zu einem »Problem« unkommentiert gesammelt. Jede Idee ist dabei erlaubt. Quantität geht vor Qualität. Erst in einem zweiten Schritt werden die Ideen bewertet.

**Clinical Pathway** Ein Clinical Pathway ist ein regelhafter Handlungsablauf, den der Patient während seines gesamten Krankenhausaufenthaltes durchläuft. Die Abläufe werden von organisatorischen Prozessen, Zeitvorgaben und Behandlungsleitlinien sichergestellt. Clinical Pathways stellen ein Steuerinstrument im Bereich der Diagnosis Related Groups (DRG) dar.

**Commitment** Bindung an das Unternehmen.

**Meilensteine** Meilensteine werden im Projektmanagement gesetzt, wenn zu erwarten ist, dass ein besonderes Ergebnis erzielt wird. Einen Meilenstein zu erreichen, ist ein besonderes Ereignis. Es bedeutet, dass ein gewünschter Zustand bzw. ein wichtiges Projektergebnis eingetroffen ist, ohne dass es nicht möglich wäre, weitere Ziele zu erreichen.

**Metakommunikation** Metakommunikation ist die Kommunikation Über die Kommunikation. Hinterfragt wird der Kommunikationsstil.

**Non-Profit-Organisation** Non-Profit-Organisationen sind vorrangig nicht auf Gewinnerzielung, sondern auf die Erhaltung des Gemeinwohls ausgerichtet (z. B. Krankenhaus als soziale Non-Profit-Organisation).

**Projektmanagement** Das Projektmanagement ist die Gesamtheit der Planungs-, Steuerungs- und Kontrollmaßnahmen, die bei zeitlich befristeten und terminlich vereinbarten Vorhaben anfallen.

**Symmetrische Interaktion** Eine symmetrische Interaktion liegt dann vor, wenn die Beziehung der Interaktionspartner auf Gleichwertigkeit der Personen beruht. Die Partner sind ebenbürtig (z. B. sitzen beide Gesprächspartner).

**TWI** Training within industry – Ausbildung im Betrieb. Methode zur systematischen Unterweisung.

# Literaturverzeichnis


ALTHAUSER, S. (1982). *Entwurf einer Theorie organisationaler Sozialisation.* Mannheim: C. E. Poeschel.

BECK-TEXTE (Hrsg.) (2003). *Arbeitsgesetze Betriebsverfassungsgesetz (BetrVG)* (63. Aufl.). München: dtv.

BECKER, M. (1999). *Personalentwicklung – Bildung, Förderung und Organisationsentwicklung in Theorie und Praxis* (1. Aufl.). Stuttgart: Schäffer-Poeschel.

BECKER, M. (2002). *Personalentwicklung – Bildung, Förderung und Organisationsentwicklung in Theorie und Praxis* (3. überarb. und erw. Aufl.). Stuttgart: Schäffer-Poeschel Verlag.

DOMSCH, M. & GROSSER, H. (1985). *Integration von Führungskräften.* In: *Personalwirtschaft,* 12. Jg. o.A. Neuwied: Wolters- Kluwer Deutschland GmbH.

HAUFE, Mediengruppe (2001). *Personalmanagment-Handbuch für effiziente Personalarbeit.* Freiburg um Breisgau.

HURRELMANN, K. & NORDLOHE, E. (1989). *Sozialisation.* In: G. Endruweit (Hrsg.), *Wörterbuch der Soziologie* (Band 3). München: dtv.

KAUFMANN, W. (1985). *Wie führen Sie die Neuen ein?* In: *Personal.* Heft 6. o.A. Verlagsgruppe Handelsblatt GmbH: Düsseldorf

KIESER, A. (1985). *Einführung neuer Mitarbeiter in das Unternehmen.* Mannheim: C. E. Poeschel.

KRATZ, H.-J. (1997). *Neue Mitarbeiter integrieren* (3. Aufl.). Wien: Carl Überreuter.

OLFERT, K. (2001). *Kompakt-Training Personalwirtschaft* (2. Aufl.). Ludwigshafen: Friedrich Kiehl Verlag.

REGNET, E. (1999). *Der Weg in die Zukunft – Neue Anforderungen an die Führungskraft.* In: von Rosenstiel, L., Regnet, E.,

Domsch, M. (Hrsg.), *Führung von Mitarbeitern – Handbuch für ein erfolgreiches Personalmanagement.* Stuttgart: Schäffer-Poeschel Verlag.

Rückle, H., Mutafoff, A. & Riekehoff, R. (1994). *Personalentwicklung.* Düsseldorf, Wien, New York, Moskau: Econ.

Schulz von Thun, F. (1993). *Miteinander reden 1. Störungen und Klärungen. Allgemeine Psychologie der Kommunikation.* Reinbeck bei Hamburg: Rowohlt.

Schuster, S. (1995). *Kommunikation und Gesprächsführung.* In: Oelke, U., Flohr, H.-J., Ruwe, G., Reuter, J. (Hrsg.), *Lernen in der Pflege. Band 6. Kommunikation, Interaktion, Anleitung.* Baunatal: Gohl GmbH.

Weinert, A. B. (1998). *Organisationspsychologie* (4. Aufl.). Weinheim: Beltz PVU.

www.wikipedia.org/wiki/mentoring vom 12.10.2005